Dicas de *Beleza* *do* Dr. Rey

Dr. Robert Rey

Dicas de *Beleza* *do* Dr. Rey

Guia completo com técnicas caseiras e profissionais de estética e skincare

1ª Edição

Prata

São Paulo-SP • Brasil

Editor-Chefe: Eduardo Infante
Projeto Gráfico de miolo e capa: Julio Portellada
Diagramação: Estúdio Kenosis
Revisão de Texto: Flávia Cristina de Araujo
Fotos da capa: Acervo do autor
Fotos do miolo: freepik.com

Dados Internacionais de Catalogação na Publicação (CIP)
(Câmara Brasileira do Livro, SP, Brasil)

Rey, Robert
Dicas de beleza do Dr. Rey : guia completo com técnicas caseiras e profissionais de estética e skincare / Robert Rey. -- São Paulo, SP : Prata Editora, 2023.

ISBN 978-65-86262-10-0

1. Beleza (Estética) 2. Cirurgia - Estética 3. Dermatologia 4. Pele - Cuidado e higiene I. Título.

23-171087 CDD-616.5
NLM-WR-100

Índices para catálogo sistemático:

1. Dermatologia : Estética : Ciências médicas 616.5

Tábata Alves da Silva - Bibliotecária - CRB-8/9253

Prata Editora e Distribuidora
www.prataeditora.com.br
facebook/prata editora

Impresso no Brasil/*Printed in Brasil*

Inscreva-se no canal do Dr. Rey no Youtube.
Tudo sobre saúde, beleza, dieta e vida saudável!
Já são mais de 1 milhão de inscritos!

Youtube.com/c/DrReyVideos

Siga Dr. Rey nas redes sociais:

@DrRobertRey @DrRobertRey @RobertReyMD

Sumário

Introdução

BELEZA É UM ASSUNTO CONTROVERSO e subjetivo. Afinal, o que é a beleza? Existem padrões científicos para ela? Sim, existem! Mas há também outros fatores importantes que entram nessa complexa equação do que chamamos de beleza.

Existem padrões de beleza em qualquer cultura, determinados pela estética corporal e pelas características consideradas ideais de acordo com a época, a região e a classe social.

Contudo, como diz o velho ditado: "a beleza está nos olhos de quem a vê". Esta é uma grande verdade, porque eu posso considerar uma pessoa bonita e você não. No conceito de beleza, existe um componente importante que é o gosto pessoal, mas, além disso, existem outros ainda mais subjetivos e também muito importantes, como o charme, a alegria, a postura e tantos outros pequenos "detalhes" que fazem toda a diferença quando avaliamos a beleza de uma pessoa.

Neste livro eu trato dos principais aspectos da beleza física, dando dicas e informando como você pode "consertar" problemas estéticos que estejam trazendo desconforto ou mesmo impactando negativamente na sua autoestima.

Eu falo sobre um grande leque de opções estéticas, que vão desde a simples utilização de cremes, até cirurgias mais complexas, mas, lembrando, que o foco deste livro é mostrar a você como tratar de problemas estéticos da maneira mais simples e econômica possível.

Nos dias de hoje, em um mundo altissimamente competitivo, por mais que não gostemos, a beleza é um fator que pode decidir situações a nosso favor ou contra nós. Em uma disputa por uma vaga de emprego, por exemplo, quando dois currículos semelhantes estiverem concorrendo, é muito provável que a pessoa que se cuida melhor, que tenha a melhor aparência, postura e desenvoltura acabe vencendo. Essa é a realidade!

Posso dizer, como cirurgião plástico, com formação na Universidade de Harvard, que a força de uma intervenção estética, seja ela simples ou mais complexa, na vida de uma pessoa, pode ser enorme. A mudança no nível de autoestima pode trazer resultados incríveis a uma pessoa que, sentindo-se mais atraente ou simplesmente não tendo mais uma determinada imperfeição, consegue avançar e progredir muito mais no trabalho, nos relacionamentos e na vida em geral.

No fundo, essa é a função de todos os profissionais que trabalham com a estética, sejam eles cirurgiões plásticos ou esteticistas: elevar a autoestima das pessoas. Com as dicas que dou neste livro, espero que seja possível contribuir para que você melhore a sua autoestima e possa viver melhor, mais intensamente e mais feliz.

Eu costumo dizer que as mulheres mais atraentes são aquelas que têm charme e conteúdo, mas não posso ser hipócrita e dizer que é só isso que importa. Por isso, quero dizer a você algo muito importante: cuide da sua beleza física, tente se manter atraente e jovem por mais tempo, seguindo o que eu falo neste livro, mas também cultive a sua "pegada", o seu charme, a cultura, a postura corporal e a presença.

E se você é do tipo de pessoa que está sempre abrindo mão dos próprios cuidados para cuidar de outras pessoas, eu quero que você, a partir de agora, pense um pouco mais em você e cuide da sua beleza e da sua saúde.

Aproveite bem todas as dicas de beleza e saúde que você vai encontrar neste livro! Espero que goste!

Dr. Rey

Dr. Robert Rey

1

Peeling caseiro

EU VOU ENSINAR UMA MANEIRA de combater o envelhecimento, a pele cansada, e também eventuais cicatrizes ou pequenas marcas deixadas por acnes. Eu vou ensinar a você como fazer um peeling químico caseiro.

O que é um peeling químico?

A epiderme, que é a camada superior da pele, com o passar dos anos, fica envelhecida e com uma aparência "cansada"; a coloração rosada e saudável vai ficando meio "acinzentada" e a cútis vai perdendo aquele brilho da juventude. Contudo, é possível restaurar a epiderme naturalmente com este peeling, pois trata-se de um procedimento natural, afinal, a aspirina, utilizada como um dos ingredientes, é feita a partir de uma planta que produz o ácido salicílico, que é natural.

Esse peeling retira a camada mais superficial da pele, que está "cansada".

Como fazer o peeling químico caseiro

Este peeling é muito simples de ser feito e aplicado.

Primeiro passo:

- Separe cerca de 6 a 12 aspirinas. Coloque os comprimidos em uma tigela pequena, ou pilão, e esmague-os até que se tornem pó.
- Esprema o suco de 1 limão e junte ao pó da aspirina. Misture bem com uma colher pequena até obter a consistência de um gel. A combinação do limão com a aspirina, que são duas substâncias capazes de remover a camada mais superficial da pele, criam um poderoso peeling químico!
- Aplique a mistura de maneira uniforme sobre o rosto, utilizando uma pequena bola de algodão. Espalhe bem, tomando cuidado para a mistura não atingir nem os olhos nem os lábios.
- Deixe agir por dez minutos. O peeling fará com que a pele morta seja retirada da camada superior da derme, e ao penetrar na pele, ajudará a gerar células novas, proporcionando uma aparência mais jovem no rosto.

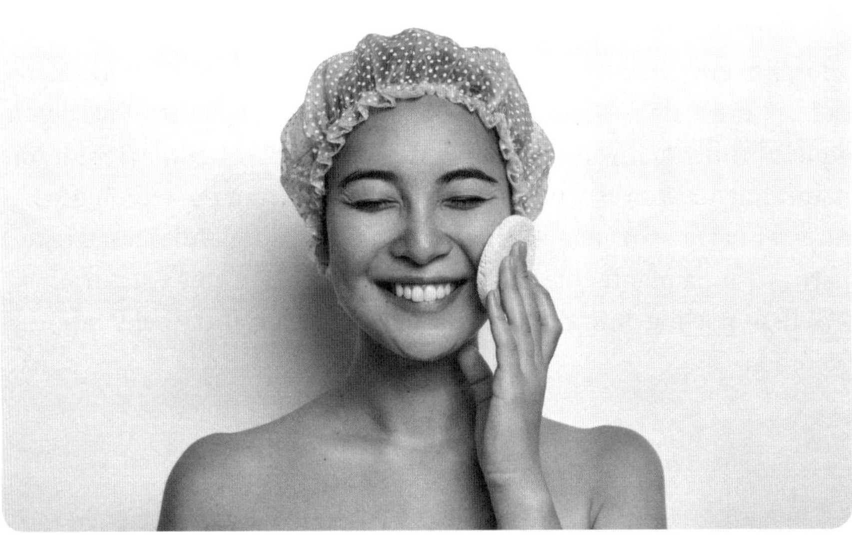

Segundo passo:

- Passados os dez minutos, pegue um copo com água morna e misture bicarbonato de sódio, até que a água fique bem esbranquiçada. Em seguida, usando um algodão limpo, passe a água com bicarbonato sobre o rosto, cobrindo toda a área onde o peeling de aspirina e limão tenha sido aplicado. A água e o bicarbonato retiram com segurança o peeling ácido que ficou sobre a pele por 10 minutos. O bicarbonato neutraliza a acidez do limão e da aspirina, evitando que a pele fique "queimada". Depois é só enxaguar bem o rosto com água fria e secar suavemente com uma toalha macia, sem esfregar!

2

Suplemento de colágeno

Uma poderosa arma para reduzir rugas e se manter jovem

Vou fazer uma analogia bem simples para você entender a importância do colágeno para a pele. Para construir uma casa, você precisa de tijolos, cimento, areia e água. Mais tarde, quando ela estiver envelhecida e precisar ser reformada, o que será necessário? Cimento, areia, tijolos e água. E qual é o "tijolo" do corpo humano? O colágeno!

Vou falar agora de maneira mais científica. Se você colocar uma célula em um tubo de ensaio num laboratório, e alimentá-la, ela sobreviverá por mais ou menos 33 ciclos, ou seja, são 33 processos de reprodução, mantendo essa célula jovem. Depois disso ela fica ressecada, murcha e com uma coloração acinzentada. Isso mostra que, com o tempo, a produção do colágeno no corpo abaixa, pois as células acabam ficando "cansadas" à medida que o tempo passa.

Hoje em dia, cuidar do corpo não é mais uma questão de vaidade.

Resumindo, com o passar dos anos, a produção do colágeno no nosso corpo cai drasticamente e, além disso, o colágeno produzido também fica diferente! Aquele colágeno da juventude começa a mudar e as células passam a produzir um colágeno que não é capaz de manter a juventude do corpo e da pele.

Por esse motivo, é importante darmos ao nosso corpo, especialmente nos dias de hoje, em que vivemos em um mundo supercompetitivo, os elementos básicos para mantermos o corpo jovem. Com essa competição tão acirrada no mundo dos negócios, você vai precisar continuar lutando por muito mais tempo que os seus pais ou avós!

Desta forma, o suplemento de colágeno, especialmente aquele que você pode comprar de boas empresas farmacêuticas, é muito importante para manter a sua beleza e juventude. Por isso, invista no colágeno, pois vale muito a pena e os resultados são ótimos!

Os suplementos de colágeno também trazem outros benefícios para a saúde, especialmente para o aparelho digestivo. Muitas vezes ficamos com a barriga inchada, independentemente de estarmos fazendo ou não uma dieta correta. Um doce, por exemplo, alimenta as bactérias ruins dentro do estômago e elas produzem uma grande quantidade de gás, que pode deixar a barriga muito "estufada".

Muitas vezes você pode pensar que está gordo(a), mas na verdade você está inchado(a), com o estômago "estufado". O colágeno combate essas bactérias e reduz os níveis de gás no aparelho digestivo, reduzindo o tamanho da barriga.

O consumo de suplemento de colágeno tem pouquíssimos riscos, mas pessoas com algum problema de saúde, como os diabéticos, por exemplo, devem consultar um médico antes de iniciar o consumo de qualquer suplemento, para saber se há algum tipo de contraindicação.

Colágeno hidrolisado – o melhor suplemento para pele, cabelos e unhas

O colágeno atua também no fortalecimento das unhas frágeis, promovendo muito mais resistência. Você pode notar que em alguns momentos as suas unhas tornam-se mais fininhas e quebram facilmente.

O colágeno hidrolisado é capaz de aumentar o brilho, a espessura e o crescimento das unhas.

Além de promover o fortalecimento das unhas, o suplemento de colágeno também atua diretamente na beleza dos cabelos, sendo um dos principais elementos capazes de deixar seus cabelos bonitos. A falta de colágeno faz com que eles fiquem com uma aparência ruim.

Para a pele, o colágeno é fundamental. Ele ajuda a dar mais tônus, porque, como já mencionei, a pele é feita de colágeno. Esse suplemento faz com que haja uma melhora na hidratação da pele e pode reduzir a flacidez, porque o colágeno é o "elástico" da sua pele.

O colágeno hidrolisado desempenha um papel importantíssimo na prevenção e no tratamento de dores articulares. O motivo é óbvio: as cartilagens do corpo são, basicamente, feitas de colágeno! Desta forma, ele é utilizado na prevenção e no tratamento de problemas como a artrose. Atualmente, esse suplemento é amplamente utilizado para minimizar os efeitos de problemas e de lesões articulares na terceira idade, pois mantém o tecido articular hidratado e elástico. E ele também previne e trata de lesões articulares em atletas.

Por todos esses benefícios para a saúde e para manter e devolver a beleza da pele, passe a consumir diariamente o colágeno hidrolisado.

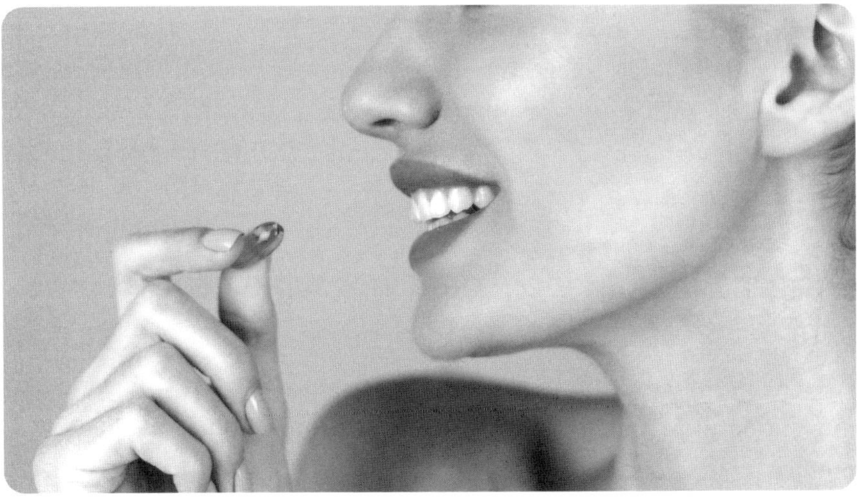

3

Tratamentos para prevenir e acabar com as rugas no rosto

O único creme eficiente contra o envelhecimento do rosto

O que eu vou falar neste capítulo é supersimples e eficiente. Só existe uma substância que faz a pele engrossar. E logo você vai saber qual é.

Quando você se estressa, o cortisol, que é uma substância produzida pelo corpo em momentos de estresse, faz com que a sua pele fique mais fina e quando ela fica mais fina, ela enruga! Podemos comparar a pele fina com um tapete bem fininho, no qual você tropeça e ele fica todo enrugado. Um tapete grosso não enruga! Com a sua pele, é a mesma coisa. Se ela fica fina, aumentam as rugas no seu rosto e se ela fica mais grossa, as rugas não se formam. Simples assim.

E o que você deve usar para que a sua pele fique mais grossa, prevenindo assim a formação de rugas e acabando com as que você já tem? Creme de retinol. E o melhor é que um simples creme de retinol não é caro. Você não precisa gastar fortunas comprando cremes com dezenas de substâncias, fórmulas de marcas famosas que prometem reduzir e prevenir as rugas. Nada é tão eficaz como o retinol para fazer isso!

Dessa forma, eu posso dizer com toda a convicção: o segredo do rosto sem rugas é o retinol!

A pele de outras partes do corpo também tem uma sensibilidade diferente. Você já notou que a pele embaixo dos olhos é mais sensível do que a de outras partes do rosto e do corpo, enquanto a pele da sola dos pés é resistente? É possível, literalmente, caminhar sobre brasa e a pele da sola do pé consegue resistir sem lesões. Por essa razão, o retinol se aplica com eficiência no rosto.

Você deve aplicar o creme de retinol no rosto todos os dias. É possível que você sinta uma ligeira sensação de "queimação", porque o efeito do retinol é de uma ligeira e leve queimadura mesmo. Você já notou que pessoas que sofreram fortes queimaduras parecem não envelhecer?

O retinol queima um pouquinho a sua pele, sem deixar marcas ou cicatrizes, só deixando a sua pele um pouquinho vermelha depois da aplicação, e nesse processo você não envelhece, pois não terá rugas nem linhas de expressão.

Além de aplicar o retinol sobre todo o rosto, ele deve ser usado também no pescoço, porque a pele dessa região é muito fina e envelhece rapidamente.

Outro benefício dessa substância é que ela é pura vitamina A, e protege você contra o câncer de pele! Eu recomendo que você compre o retinol em forma de creme ou, preferencialmente, como sérum.

Botox – a melhor forma de evitar rugas e linhas de expressão

As rugas no rosto, especialmente na região da testa, são causadas não só pela passagem dos anos, mas porque acabamos causando ou piorando esse problema. O excesso de expressões faciais que "enrugam" a pele do rosto, o consumo de cigarro e álcool, o excesso de exposição ao sol, entre outros fatores, acabam deixando você muito enrugado! Mas com o uso do botox, é possível prevenir e mesmo reverter essas rugas.

Com o botox você pode corrigir facilmente as rugas na testa e os "pés de galinha", que são as rugas nos cantos dos olhos. Também é possível tratar as rugas no pescoço, deixando-o mais "firme".

Além do efeito estético, o botox também ajuda a tratar outros problemas, como dores de cabeça e a sudorese excessiva. O botox aplicado "estrategicamente" na musculatura que envolve o crânio faz com que as dores de cabeça sejam drasticamente reduzidas. Para pessoas que sofrem com enxaquecas e dores de cabeça crônicas, o botox é capaz de propiciar um alívio impressionante. O botox não paralisa completamente a musculatura que envolve o crânio, mas a deixa mais fraca, com menos capacidade de comprimir o crânio e causar dor. Ele também pode ser aplicado nas axilas, o que reduz a produção de suor, pois "adormece" as glândulas sudoríparas. Se você sofre com algum desses males, procure um profissional especializado para analisar o seu caso, pois a aplicação de botox pode ser uma solução simples e eficaz.

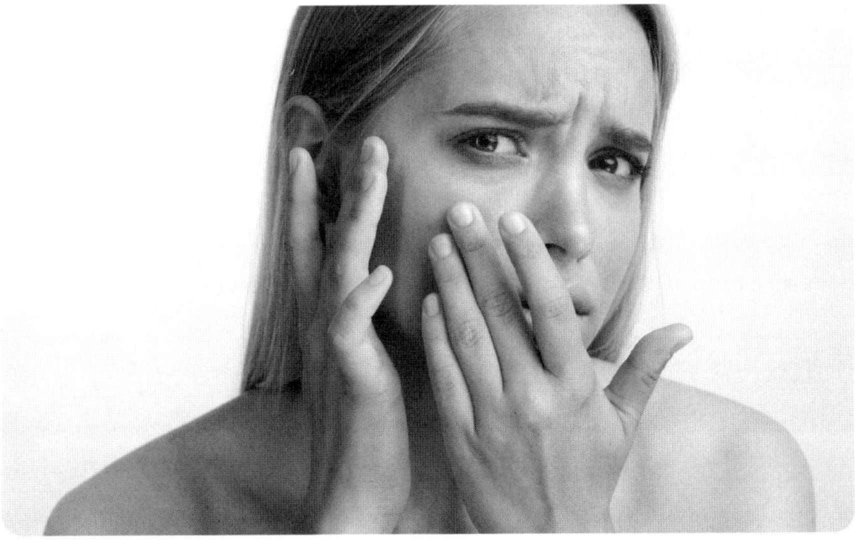

4

Celulite – como prevenir e tratar

O que é a celulite, como prevenir e acabar com ela

A maioria das mulheres tem celulite. É uma realidade inegável. Existe até mesmo uma brincadeira dizendo que 95% dizem que têm celulite e as 5% que dizem que não têm, provavelmente estão mentindo! Em outras palavras: hoje em dia, todas as mulheres têm celulite. E por que os homens não têm?

Primeiro, vamos entender o que é celulite. A camada de gordura logo abaixo da pele, quando recebe uma determinada quantidade do hormônio estrogênio, o hormônio feminino, forma essas bolinhas que notamos sob a pele das mulheres. Ou seja, o estrogênio faz com que a camada de gordura sob a pele forme glóbulos. Assim, no caso dos homens, apenas nos extremos de peso eles começam a ter alguma celulite; isso porque as próprias células de gordura produzem estrogênio. Mas, no geral, a celulite no homem é rara. Excepcionalmente, um homem que tenha um alto nível de estrogênio também poderá sofrer com a celulite. Mas essa celulite é sempre atenuada pelo hormônio masculino, a testosterona.

E como a celulite é formada? Existe uma troca de líquidos que entram e saem do corpo, através da pele das pernas. Em pessoas saudáveis, a quantidade que é absorvida e a que é eliminada é igual. Mas quando a pessoa está exposta a toxinas, o fluxo de absorção de líquido pelas pernas é maior do que o eliminado. E quais são as toxinas que causam isso? São as toxinas provenientes da sua alimentação regular.

Alimentos industrializados fazem com que essa retenção de líquido nas pernas aumente, mas o maior responsável é o café. O café potencializa a retenção de líquidos nas pernas, fazendo com que a celulite aumente. Se você consome muito café, não tem jeito, a celulite vai piorar. E como o elemento do café que causa o aumento da celulite é a cafeína, precisamos ficar atentos a outras fontes de cafeína como, por exemplo, os refrigerantes. Depois do café, o consumo de refrigerantes que contêm cafeína é outro grande "vilão" para a celulite.

Mas, por outro lado, se a toxina da cafeína "puxa" os líquidos para dentro da pele, aumentando a celulite, cremes à base de cafeína, aplicados nas pernas, fazem o efeito contrário, puxando para fora os líquidos e, com isso, reduzindo a celulite.

Enquanto o café ingerido ajuda a reter líquidos nas pernas, aumentando a celulite, se você, por exemplo, entrar em uma banheira de água com pó de café usado, o café vai "puxar" os líquidos para fora das suas pernas, reduzindo a celulite. Por isso os cremes à base de cafeína são tão bons para reduzir a celulite.

Mas a primeira coisa que você precisa fazer é reduzir ou parar o consumo de café e de refrigerantes. Isso vai fazer com que a celulite comece a melhorar rapidamente.

Existem vários tratamentos para reduzir a celulite disponíveis no mercado. Já falamos sobre os cremes à base de cafeína, mas há outras formas de reduzir esse problema. Existem procedimentos estéticos não invasivos que são muito eficientes no combate à celulite. Posso citar o VelaSmooth, que é um tratamento a laser que reorganiza a estrutura interna da pele e da camada de gordura possibilitando uma redução importante nos "buraquinhos" da celulite. Também existe um tratamento chamado endermologia, que usa técnicas com vácuo, laser e massagem, proporcionando ótimos resultados.

Uma pergunta muito frequente é se a lipo ajuda a reduzir a celulite e a resposta a essa pergunta é não! Então vamos deixar claro: a lipo é uma cirurgia que reduz medidas, porque retiramos gordura, mas não reduz a celulite. Muitas mulheres já fizeram esse tipo de cirurgia imaginando que teriam uma redução na celulite, mas isso não acontece.

O que causa a celulite e como tratá-la

Vamos recapitular. O que causa a celulite na mulher? O estrogênio, o hormônio feminino, é necessário e cria mulheres lindas, mas tem uma propriedade estranha: ele faz as células adiposas (células de gordura) criar "bolinhas" sob a pele! Elas se juntam e criam "bolinhas" em todo o corpo. Em áreas onde a pele é fina, as "bolinhas" ficam mais visíveis como, por exemplo, atrás das pernas. Em áreas do corpo onde a pele é mais grossa como, por exemplo, nas costas, a celulite não aparece. Então, o que causa a celulite, que é uma característica normal das mulheres, e todas têm, é absolutamente natural. A questão é fazer com que ela fique menos aparente, reduzindo o efeito antiestético que ela causa.

Quais são os fatores que pioram a celulite? Comidas processadas, como o açúcar refinado e a farinha branca. E por que esse tipo de alimento piora a celulite? Vamos usar as pernas como um exemplo. O fluxo de líquidos entrando e saindo da perna deveria estar em equilíbrio. Qualquer elemento tóxico, sendo a cafeína o pior, faz a celulite aumentar. Você pode experimentar parar de tomar café por duas semanas e verá que a celulite irá diminuir muito. Mas não é só o café. Qualquer alimento tóxico, como aquele óleo fazendo fumaça na sua frigideira, também piora a celulite. Isso porque ele faz com que haja uma retenção dos líquidos que entram na perna, reduzindo o fluxo que sai. Esse desequilíbrio causa mais celulite. A perna é como um prédio que tem colunas, que seguram a pele grudada ao músculo,

a fascia. As colunas não "espicham", mas os glóbulos de gordura em volta das colunas ficam cheios. Com isso a pele da sua perna fica cheia de furinhos e esses furinhos são chamados de celulite.
Resumindo: o que causa a celulite é o hormônio feminino, o estrogênio, e o que piora a celulite são as toxinas.

Agora vamos falar um pouco sobre o tratamento da celulite. Sempre explicamos o tratamento como uma escada. Começamos pelos tratamentos menos invasivos, até as soluções completamente invasivas. E por que sempre deixamos os tratamentos invasivos em último caso? Porque eles têm maior risco de causar infecção e até mesmo de morte, pois há o risco de formação de coágulos e o chamado "embolismo de gordura".

Então, vamos começar pelo tratamento mais simples e seguro: a dieta. Eu sempre recomendo a dieta paleo ou a minha dieta, a Dieta Dr. Rey, que você pode aprender no meu livro *Dieta Dr. Rey*. Essa dieta tem como base a ingestão de carne ou ovos a cada quatro horas, além de frutas e vegetais.

Um dos maiores inimigos da sua saúde são as sementes, porque elas foram modificadas por cientistas para criar grãos que não são naturais, como um milho e um trigo que não existiam na natureza. A lectina, uma substância encontrada nesses alimentos, é responsável por causar muitas das doenças modernas, como diabetes, problemas cardíacos, de circulação, falta de libido, impotência e hipertensão. Tudo isso é causado pela lectina contida nessas sementes.

Para combater os efeitos nocivos da alimentação, é preciso adotar a dieta paleolítica ou a Dieta Dr. Rey (que é a paleolítica adaptada para obter melhores resultados com menos esforço) e eliminar as toxinas, sendo a cafeína a pior delas. Como já mencionei, ironicamente, passando cremes que contenham cafeína, a celulite melhora. Ou seja, ingerir cafeína aumenta a celulite e passar "cafeína" na pele reduz a celulite!

Outro procedimento para reduzir a celulite, que é minimamente invasivo, é chamado endermologia – uma massagem escandinava combinada com aplicação de laser. Esse procedimento distende as "colunas" entre as duas primeiras camadas de pele e, com isso, a celulite fica reduzida e a pele lisa.

As cirurgias, muitas vezes, apenas pioram a celulite. Isso porque a cânula, o principal instrumento utilizado na lipoaspiração, é estreita, enquanto o corpo é curvo; com isso, toda lipo cria "ondas" na pele com celulite. Assim, a endermologia é muito mais eficiente para reduzir a celulite, além de ser um procedimento relativamente barato. O ideal é fazer esse procedimento pelo menos uma vez por mês.

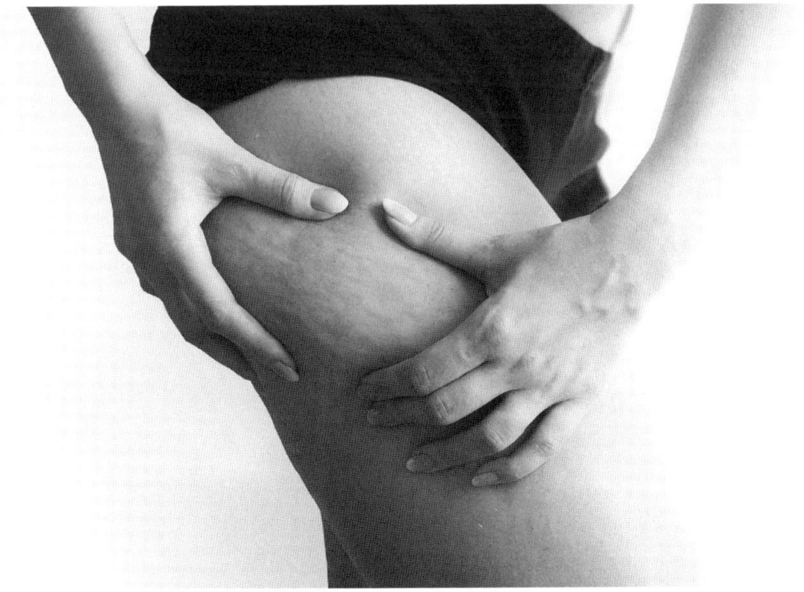

5

Como acabar com as estrias

ESTRIAS SÃO UM PROBLEMA QUE as mulheres detestam, porém, todas têm. E o que são as estrias? Qual a sua causa?

As estrias são "rachaduras" na pele, entre a camada mais superficial e a camada mais profunda da pele (epiderme e derme). As causas podem ser: genéticas, o rápido crescimento durante a adolescência, a consequência da gravidez, a falta de vitaminas A, C e E e o crescimento muscular rápido gerado, por exemplo, na prática da musculação.

A pergunta mais recorrente que me fazem sobre este assunto é: "Dr. Rey, estrias têm cura?", e a resposta é SIM, estrias têm cura! Entretanto, a prevenção é a melhor coisa para evitar estrias; aliás, a prevenção é a melhor coisa em toda a medicina.

Aqui, a prevenção deve ser feita caso a caso. Por exemplo, se você está malhando "pesado" na academia, sempre passe hidratante em grandes quantidades para manter a pele bem hidratada e evitar as "rachaduras" que se tornarão estrias. Qualquer hidratante ajuda muito, mas o melhor é usar um creme à base de Shea Butter (ou manteiga de Karité), que é feito com uma planta africana. Esse creme, além de hidratar, deixa a pele mais resistente, reduzindo a possibilidade de estrias. Além disso, só o movimento mecânico de massagear a pele enquanto passa o hidratante já ajuda a prevenir estrias.

Se de repente você notar que surgiram estrias vermelhas na barriga, nos seios ou no bumbum, não importa em qual parte do corpo, você deve ir o mais rápido possível ao dermatologista. Muito provavelmente, ele vai prescrever o uso de um laser específico para esses casos. Existem alguns tipos de lasers que são 100% eficientes e acabam totalmente com as estrias vermelhas.

Quando as estrias aparecem elas são vermelhas, mas elas só ficam dessa cor por três a seis meses, depois elas ficam brancas. Digamos que você não tenha feito o tratamento com laser logo que elas surgiram, deixou o tempo passar e elas ficaram brancas. E agora?

Para explicar, precisamos abordar a fisiologia do tratamento das estrias. Quando você cria "microdanos", faz com que as células no local se dividam e reparem esses danos. Por esse motivo, existem alguns tratamentos muito eficientes, como a microacupuntura, que cria um dano "invisível" na pele, na área das estrias, forçando a pele a se regenerar e, com isso, corrigir também as estrias. E como mantemos essa área em que as estrias brancas foram tratadas, para que elas não voltem? Basta passar um creme à base de retinol regularmente no local onde as estrias estavam e elas não voltarão! O creme de retinol é um produto relativamente barato e muito fácil de se encontrar em farmácias.

Gravidez causa estrias que podem ser evitadas

Agora vou dar umas dicas sobre os cuidados para não ficar com estrias por causa da gravidez. Em primeiro lugar, você deve ter em mente um ganho máximo de treze quilos durante a gravidez. Se você engordar menos que treze quilos durante a gravidez, não haverá problemas nem para você, nem para o bebê. Raramente vemos estrias em uma mãe que ganhou menos de 13 quilos durante a gravidez. Uma gravidez saudável não passa dos 13 quilos de ganho de peso total.

Muitas mulheres, quando estão grávidas, por diversos motivos, acabam usando a gravidez como uma "desculpa" para comer livremente, sem culpa. Esse é um tremendo erro, porque elas, invariavelmente, acabam pagando um preço alto e o arrependimento é inevitável. As consequências são estrias, flacidez da pele da barriga e dos seios e muitos outros problemas que vão além dos estéticos e acabam afetando a saúde da mulher.

Se olharmos para exemplos de mamíferos na natureza, veremos que a leoa caça até uma semana antes do nascimento dos filhotes, ou seja, não faz sentido, do ponto de vista da sobrevivência ou da saúde dos bebês, que as mães comam mais e engordem muito. Lembre-se de que uma gravidez na qual a mãe ganhe peso acima de 13 quilos é certeza do surgimento de estrias, entre outros problemas.

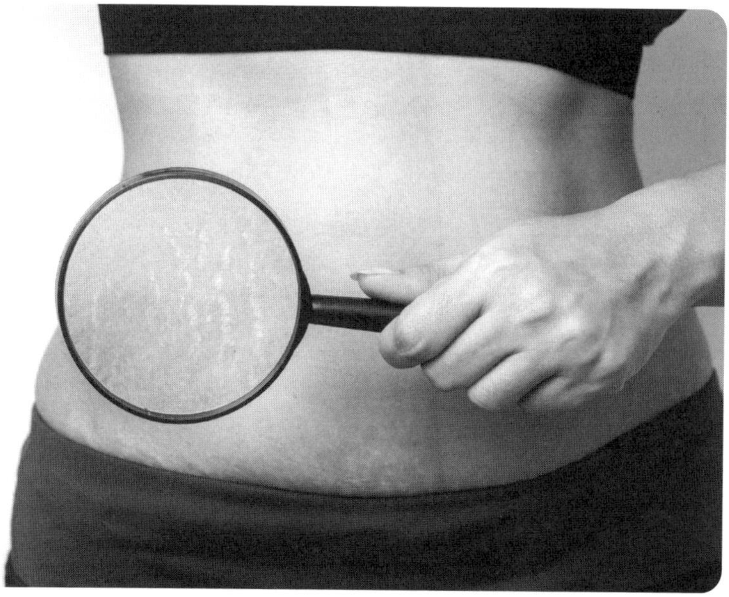

6

Como ter cabelos lindos

NESTE CAPÍTULO EU VOU FALAR como você pode ter cabelos saudáveis. Eu vou dar umas dicas eficientes, com produtos caseiros ou produtos simples que você pode comprar em lojas e farmácias.

A minha primeira dica é: ao lavar, antes de tudo, passe um pouco de vinagre nos cabelos, enxágue bem e só depois passe o shampoo. É muito importante começar a limpeza dos cabelos assim.

Quando for aplicar o shampoo, esfregue somente nas raízes e até a metade dos fios, próximo ao couro cabeludo. Não esfregue nas pontas, pois elas podem se dividir, fazendo com que os fios rachem e caiam.

Muitos shampoos baratos contêm em sua composição silicone, álcool ou amônia. A amônia resseca o cabelo, e o silicone e o álcool costumam deixar o cabelo mais pesado. Então, escolha shampoos de boa qualidade, que não contenham silicone, nem álcool, nem amônia. Esses produtos são tão nocivos para os cabelos que a maioria das mulheres, por volta dos 40 anos, já perdeu, em média, metade dos folículos capilares por causa do uso de shampoos de baixa qualidade.

Agora vou falar sobre pentes e escovas. Você precisa tomar cuidado ao pentear ou escovar os cabelos depois de lavá-los, porque os fios ficam mais delicados e frágeis quando estão molhados. O melhor é pentear os cabelos quando eles estiverem um pouco mais secos.

Independentemente de os cabelos estarem secos ou molhados, você deve usar escovas com cerdas macias e nunca usar pentes com dentes muito duros, que danificam os cabelos. Existem escovas macias, especiais para cabelos molhados. Evite usar pentes e escovas de plástico duro.

Outra dica interessante é o uso do mel. Para a maioria das empresas que desenvolvem shampoos, o que importa são os cabelos e, muitas vezes, os produtos não previnem infecções, fungos e bactérias no couro cabeludo. Colocar mel no cabelo é muito bom, pois ele é um poderoso bactericida e antibiótico natural. E sai fácil ao enxaguar, sem deixar o cabelo "grudento", pois o mel se dissolve facilmente em água. E o que ele faz exatamente na pele do couro cabeludo? O mel hidrata e combate fungos e bactérias.

Outro cuidado que dá ótimos resultados são máscaras capilares. Se você conseguir fazer duas vezes por semana já será ótimo. Eu recomento misturar azeite de oliva com abacate e óleo de coco. Com esses simples ingredientes caseiros, você criará uma máscara capilar supereficiente. Misture-os bem, aplique no cabelo e deixe agir por 10 a 20 minutos; depois enxágue. O ideal é fazer duas vezes por semana, mas se isso não for possível, faça no mínimo uma vez por mês. Ao enxaguar para retirar o shampoo, ou o mel ou a máscara, procure usar água fria, porque ela segura a hidratação e não danifica os cabelos.

Agora vou falar sobre a relevância do seu travesseiro no cuidado dos seus cabelos. É importante que você evite usar fronhas de algodão, porque a textura do algodão deixa os cabelos ressecados e quebradiços. O ideal é usar fronhas de seda ou cetim, que reduzem o atrito e evitam o frizz.

Agora vou abordar o uso dos "aparelhos quentes". O secador de cabelos e a chapinha danificam os fios, deixando-os quebradiços, além de provocar a queda. E quem mais perde cabelos hoje em dia? As mulheres! Até pouco tempo, os homens é que perdiam mais cabelos, mas hoje são as mulheres.

Lavar os cabelos todos os dias também é uma prática que pode danificá-los. Se possível, de uma ou duas paradas por semana e lave nos outros dias. Você pode lavar os cabelos dia sim, dia não, ou mesmo duas vezes por semana. O problema da lavagem diária é que ela tira os óleos essenciais dos fios, o que causa danos.

Agora vou falar sobre as toalhas. As toalhas de algodão têm uma textura microscópica muito estranha. Ela deixa o seu cabelo "armado", muito ressecado e, com isso, ele quebra. Então, em vez de enrolar uma toalha na cabeça, como todas as mulheres fazem (fica parecendo um turbante), prefira envolver o seu cabelo em uma camiseta de algodão. Mas antes de enrolar o cabelo com a camiseta, esprema bem os fios para eliminar o excesso de água. A camiseta de algodão, ao contrário da toalha, tem uma trama mais fina que não agride o cabelo e não o deixa ressecado.

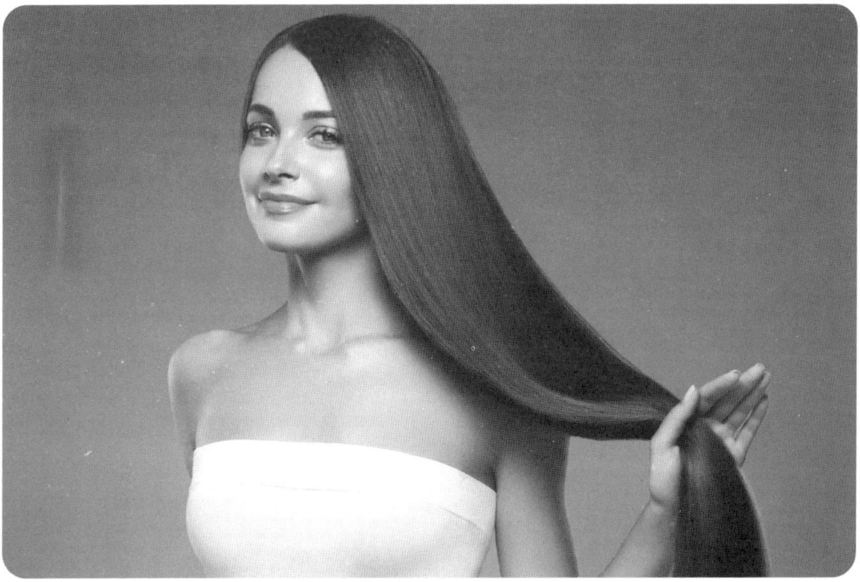

Se o seu cabelo está muito ressecado, existem produtos que podem resolver esse problema e que você encontra facilmente na farmácia. São sprays de vários tipos de óleos, como coco e azeite de oliva, mas eu prefiro o de óleo de coco. Se o cabelo estiver muito ressecado ou antes de utilizar o secador, borrife o spray para evitar maiores danos. Esses óleos hidratam, mas não deixam o cabelo "pesado", pois têm uma consistência líquida.

Outra coisa que ajuda a manter os cabelos lindos é a dieta. Como eu sempre falo, o consumo equilibrado de proteínas, frutas e vegetais vão deixar os seus cabelos muito mais saudáveis e bonitos. Além disso, existem suplementos para os cabelos, que você encontra em qualquer farmácia. São suplementos com vitaminas e minerais que contribuem para a saúde e beleza dos cabelos, fazendo-os crescer e deixando os fios mais grossos.

7

Suplementos para manter a beleza

Suplementos "mágicos" para manter a beleza e a juventude!

É muito comum conhecermos dois irmãos , com idades próximas, sendo que um parece bem mais velho, quase aparentando ser o pai do outro. Um tem a pele jovem e cabelos fartos enquanto o outro está quase careca e com a pele envelhecida. O que causa isso? O que mantém um tão mais jovem? O segredo é o Saw Palmetto, um suplemento que vem de um tipo de palmeira típica do estado da Flórida, nos Estados Unidos.

Eu vou explicar um pouco o que acontece. Todos nós sabemos que o hormônio masculino, a testosterona, é responsável por manter a virilidade, a energia, a massa muscular e a juventude. No caso das mulheres, o hormônio responsável é o androgênio. Como você sabe, eu apoio muito o uso de testosterona, para os homens, e do androgênio, para as mulheres, desde que venham de fontes naturais. Essas fontes naturais podem ser exercícios, principalmente com as pernas, ou suplementos bioidênticos, encontrados em plantas e ervas como cava, maca e tribulos terrestres, entre outras. Mas eu sou contra o uso da testosterona sintética. Houve um estudo realizado pelo hospital americano M. D. Anderson que demonstrou, sem sombra de dúvida, que fazer reposição hormonal com hormônios sintéticos é um desastre e aumenta a possibilidade de câncer.

Existem alguns produtos químicos que são resultado da decomposição da testosterona e que têm grande influência na aparência e na manutenção da juventude. Um deles é o DHT (Di-hidrotestosterona), um derivado da testosterona. O DHT faz a pessoa perder cabelo. E um suplemento muito eficiente para combater os efeitos do DHT é o Saw Palmetto.

Agora eu vou contar um segredinho diferente. Com o passar dos anos, os níveis de DHT no nosso corpo vão aumentando. E esse aumento afeta diretamente a produção do "elástico" da pele, que é a elastina. Com menor produção de elastina, a pele vai ficando mais envelhecida.

Vou fazer uma analogia que vai fazer com que você entenda melhor a importância da elasticidade na pele. Se você esquecer em uma gaveta uma calcinha ou uma cueca e deixar ali por algum tempo, quando for usar novamente, vai notar que o tecido está como novo, mas o elástico "estragou", ficando flácido. É a mesma coisa que acontece com a nossa pele. À medida que envelhecemos, em razão do aumento do DHT no corpo, a produção de elastina é inibida, o que faz a nossa pele ficar mais flácida e enrugada. O Saw Palmetto pode reverter ou diminuir os efeitos nocivos do aumento do DHT no corpo, possibilitando o aumento da produção de elastina. Eu mesmo tomo suplemento de Saw Palmetto há mais de 20 anos!

Com o suplemento de Saw Palmetto, você mantém uma aparência mais jovem, pois ele reduz o envelhecimento da pele e evita a perda de cabelo. Mas existe uma outra substância que ajuda a reconstruir os danos já causados, ou seja, ajuda a reverter a aparência envelhecida da pele: é o ácido hialurônico.

A aparência envelhecida tem relação direta com a hidratação da pele. O uso da suplementação de ácido hialurônico tem a capacidade de aumentar enormemente a retenção de água na pele, ou seja, a sua pele fica mais hidratada e recupera a aparência jovem. Para se ter uma ideia, o ácido hialurônico consegue aumentar a hidratação da pele em seis vezes ou mais. Então, a minha recomendação é tomar o Saw Palmetto junto com o suplemento de ácido hialurônico.

Para completar, o suplemento de colágeno não poderia faltar. Com o passar dos anos, a produção de colágeno vai diminuindo e o colágeno produzido torna-se de baixa qualidade, se comparado ao colágeno que o corpo produz na juventude. Ele deixa a derme mais espessa, ou seja, a pele mais grossa, como a de um jovem, e também ajuda na retenção de água, devolvendo a elasticidade da pele. Sem elasticidade, a pele racha, formando rugas e linhas de expressão.

Então, com essa suplementação feita com Saw Palmetto, ácido hialurônico e colágeno, você terá o melhor que existe em suplementação para a pele, sem contar os suplementos vitamínicos, sobre os quais falarei em outro capítulo.

Suplemento de ácido hialurônico – acabe com as rugas sem injeções!

Recentemente, o suplemento de ácido hialurônico foi liberado para o consumo no Brasil. Ele se tornou um dos principais recursos adotados por quem quer ficar mais jovem, rejuvenescendo a pele. Isso acontece, principalmente, porque ele pode recuperar o vigor da pele, com aquele famoso "preenchimento", sem a necessidade de aplicação com agulhas.

A suplementação também tem a capacidade de restaurar a hidratação e a resistência da pele; ideal para quem vive no Brasil, país de altíssima incidência de sol. O suplemento de ácido hialurônico também ajuda a proteger contra os efeitos nocivos da radiação ultravioleta.

Com o uso do suplemento de ácido hialurônico, a pele se beneficia por três razões: preenchimento, hidratação e ação antioxidante.

Com esse suplemento, você restabelece as quantidades de ácido hialurônico nas camadas mais internas da pele, promovendo um reequilíbrio da água na pele, regulando a destruição de nutrientes nos tecidos, criando um ambiente no qual as células podem se movimentar, melhorando a estrutura e a elasticidade da pele. Ou seja, quanto mais ácido hialurônico houver na pele, mais jovem e hidratada ela ficará.

Então, quando tomamos o suplemento de ácido hialurônico regularmente, há uma redução na formação de rugas e a pele fica mais "suave" e jovem. A pele cheia de rugas está ressecada, como uma uva-passa, e quando você preenche a pele com água, ela fica muito mais lisa.

O ácido hialurônico também tem um papel muito importante na lubrificação das articulações do corpo. Ele atua como um lubrificante das nossas juntas. Nos quadros de osteoartrite, a suplementação com essa substância promove uma melhora considerável. Há estudos que demonstram que o ácido hialurônico restaura a lubrificação e auxilia na redução do desgaste nas juntas.

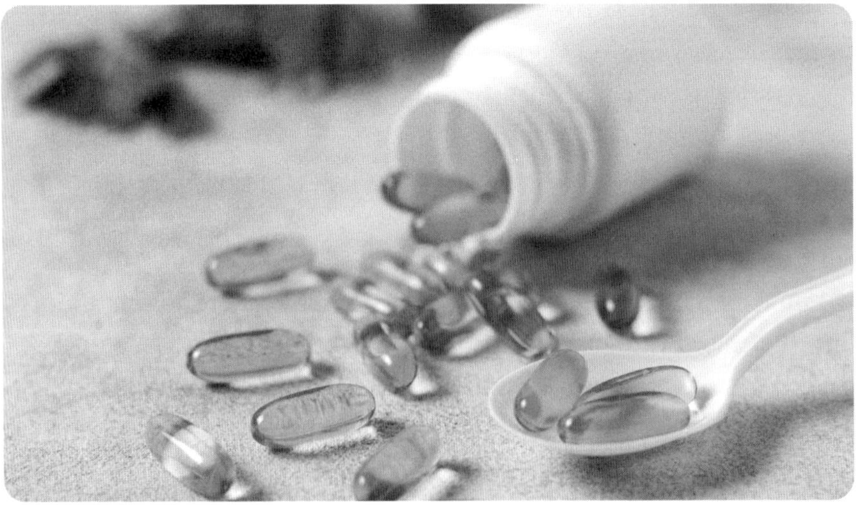

8

Acabe com as olheiras

ATUALMENTE, MÉDICOS DE DIFERENTES ESPECIALIDADES – como cirurgiões plásticos e dermatologistas – reconhecem que as olheiras são causadas, principalmente, por uma inflamação de fundo alérgico. Essa alergia pode ser causada por uma simples poeira no ambiente ou outro elemento alergênico qualquer.

Outra causa, eventualmente, pode ser o aumento da quantidade de gordura nas bolsas que ficam abaixo dos olhos. Nós temos uma camada de gordura que apoia os olhos e serve de amortecimento. Existe um tipo de hérnia nessa gordura debaixo dos olhos que, projetando-se para a frente, acaba criando aquela bolsa inchada, que chamamos de olheira. Mas essa causa não é a mais comum.

Um outro tipo de olheira é aquela marca profunda e escurecida nas pálpebras inferiores. Essa coloração – formada pela concentração de vasos sanguíneos ou melanina – pode ser causada por estresse e também por um fator genético. Entretanto, na maior parte das vezes, a causa é o estresse.

Se você passa por períodos mais longos de estresse, fuma muito, dorme pouco e não cuida apropriadamente do corpo, os pequenos vasos sanguíneos sob a pele da pálpebra inferior se rompem, causando um sangramento nessa área. O sangue vazado é absorvido pelo corpo, mas o ferro contido no sangue permanece e a sua oxidação deixa a área escurecida.

Até alguns anos atrás, esse escurecimento da região abaixo dos olhos era permanente, entretanto, nos dias de hoje existem procedimentos que revertem esse problema.

Tratamento para as olheiras

Vamos começar com o tipo de olheira causada pelo acúmulo de gordura debaixo dos olhos, sob as pálpebras. Esse problema pode ser resolvido facilmente com uma cirurgia muito simples.

Antigamente, essa cirurgia era feita com uma incisão de mais de 2 cm abaixo dos olhos, para tirar o excesso de gordura, mas, apesar de deixar o paciente sem as bolsas de gordura excessivamente grandes, a aparência ficava um tanto "cadavérica". Muitas vezes, a pessoa ficava com uma aparência envelhecida.

Hoje em dia, essa cirurgia é feita pelo lado de dentro da pálpebra inferior, utilizando laser para fazer a incisão e, em seguida, é retirada a bolsa com o excesso de gordura. Depois o médico utiliza um laser chamado CO2 Ultrapulsante, que ajusta a pele debaixo do olho, para que ela não fique flácida após a remoção do excesso de gordura nessa área. Esse tipo de cirurgia pode ser feito pelo cirurgião plástico ou pelo oculoplástico – um oftalmologista especializado em plástica ocular.

A grande maioria das olheiras, entretanto, não é caso cirúrgico, por não se tratar de excesso de gordura na área das pálpebras, mas sim de uma inflamação. Para esse tipo de inflamação nas bolsas abaixo dos olhos, existem vários tipos de tratamentos eficientes que podem ser feitos de maneira combinada. Entre eles, podemos citar a microdrenagem, o microagulhamento, o laser e a luz pulsada.

Agora eu vou explicar alguns tratamentos caseiros muito eficientes. Além de eficientes, eles também são baratos! O mais conhecido é colocar sobre os olhos saquinhos de chá usados. Pegue dois saquinhos de chá recém-usados e coloque na geladeira por cerca de 40 minutos a 1 hora. Retire-os da geladeira e coloque sobre os olhos, mantendo-os como uma compressa, até que não estejam mais gelados. Os saquinhos de chá têm um efeito adstringente, ou seja, eles têm substâncias que "sugam" a água da região que está inflamada, diminuindo o volume da inflamação.

Mais simples ainda do que usar os saquinhos de chá é colocar sobre as áreas inchadas dos olhos duas rodelas bem finas de pepino, que também tem propriedades adstringentes, fazendo com que o inchaço das bolsas diminua. Coloque o pepino na geladeira por cerca de 40 minutos a 1 hora, depois deixe sobre os olhos por uns 20 minutos. Você vai notar a diferença logo após a primeira aplicação.

E lembrando que prevenir é sempre melhor, para prevenir as olheiras devemos dormir bem e controlar o estresse. Esses dois fatores são os que mais influenciam para o aparecimento ou aumento das bolsas sob os olhos.

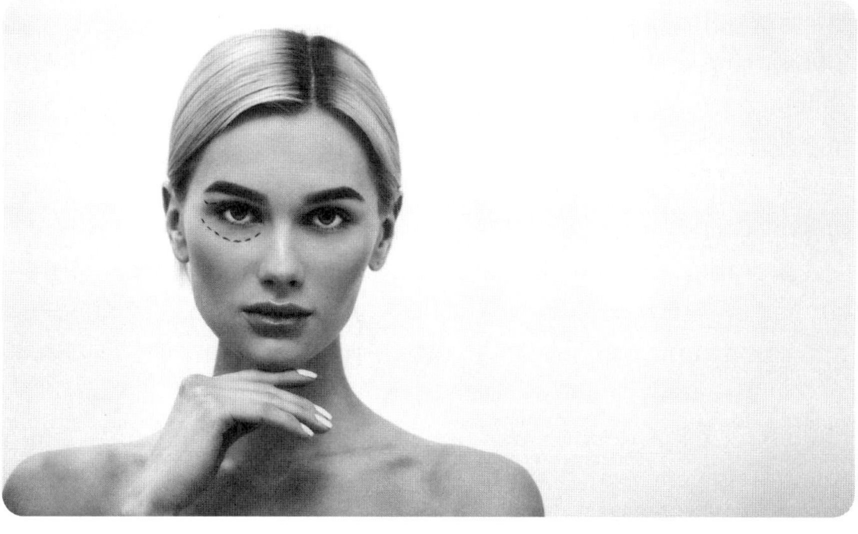

9

Descubra como ter seios lindos

VOCÊ SABIA QUE OS SEIOS não caem aos 52, nem aos 42, mas, na verdade, aos 22 anos de idade? Note a diferença dos seios aos 19 e aos 22. Você vai perceber que já começaram a cair.

Os seios podem variar, ficando um pouco para cima ou um pouco para baixo durante o mês, dependendo do seu ciclo de menstruação e da variação do seu peso. Dois fatores principais afetam a sustentação dos seios: a espessura da pele e o volume dos seios.

Os danos causados pela exposição ao sol deixam a pele fina, fazendo com que os seios caiam. Você pode sofrer alguma alteração hormonal, ou seja, aquela "explosão" hormonal que ocorre na adolescência ou na gravidez, e isso pode fazer os seios caírem, porque a pele fica muito fina, diminuindo a sustentação dos seios.

Cirurgias

Existem vários tipos de cirurgias possíveis para corrigir o caimento dos seios. Hoje em dia, nós, cirurgiões plásticos, fazemos os cortes muito menores. Em grande parte dos casos, é feito apenas um risquinho na parte superior da aréola (a pele mais escura ao redor do mamilo). Colocamos um aparelho de laser dentro e apertamos o "envelope" dos seios (o revestimento interno do seio). Isso tem o efeito parecido ao de colocar um plástico dentro do micro-ondas. Esse tipo de cirurgia é conhecido como "levantamento crescente". A pequena incisão acima da aréola é fechada com uma cola especial, sem deixar marcas de pontos. Na parte interna dos seios são dados pontos, para reforçar, mas do lado de fora só usamos essa cola especial. Com esse tipo de cirurgia podemos aumentar o volume com um implante ou só apertar o "envelope", para levantar os seios.

Atualmente, muitos implantes são feitos com "sacos" de água com sal ou silicone. Também utilizamos células-tronco para aumentar o volume dos seios, que é uma técnica muito mais moderna. Essas células-tronco são obtidas por meio de uma lipo feita na paciente, que receberá suas próprias células-tronco. A lipo pode ser feita em algumas regiões do corpo e, do material retirado, são separadas as células-tronco para serem injetadas nos seios.

Aumento dos seios sem cirurgia

Você pode levantar os seios com incisões ou aumentar o volume sem precisar de cirurgia. Para entender como o volume pode levantar os seios, basta pensar em um balão de festa vazio. Se você segurá-lo pela "boca", ele ficará caído, mas se você começar a soprar, ele vai se enchendo e subindo. O mesmo acontece com os seios. É possível aumentar o volume dos seios de várias formas, até mesmo com mudanças na alimentação.

Alguns cremes também ajudam indiretamente a aumentar os seios, pois deixam a pele mais firme, proporcionando maior sustentação para os seios. O creme de retinol é o único creme que, comprovadamente, deixa a pele mais grossa, mas outro creme que também faz isso é o Shea. O que eu gosto de fazer é misturar o retinol, o Shea e ainda colocar um pouco de aspirina esmagada, peróxido de benzoíla e vitamina E líquida. Eu recomendo às minhas pacientes que usem essa mistura nos seios. Além desses cremes, hoje em dia também é possível utilizar o aparelho de radiofrequência, que também aperta e levanta os seios. Com essas alternativas, é possível levantar um pouco os seios de forma nada invasiva.

Se você não quer "entrar na faca" para aumentar o tamanho dos seus seios, seja porque fica preocupada com cirurgias ou porque não dispõe do valor necessário para uma intervenção desse tipo, existem outras formas de aumentar o tamanho dos seios, além da que já mencionei. Uma delas é com a inclusão de alguns alimentos que ajudam no ganho de volume dos seios. Essas opções não cirúrgicas são eficientes, mas, claro, não trazem um ganho de volume como um implante no seio. Lembrando também que quando a mulher tem um aumento de volume nos seios, eles ficam mais "levantados", ou seja, aumentar o volume ajuda a corrigir os seios caídos.

Basicamente, alimentos ricos em fitoestrogênio, como abóbora, beterraba, feijão, ervilha, grão-de-bico, entre outros – ajudam a aumentar um pouco o tamanho dos seios. O fitoestrogênio faz com que os níveis de estrogênio no corpo aumentem e, com isso, os seios também aumentarão. Consumindo diariamente esses alimentos, você conseguirá ter um ganho no volume. O amendoim também entra nessa categoria. Entretanto, o alimento que provavelmente mais contribui para o aumento dos seios é a soja, tanto em grão como em leite. As verduras de cor verde bem escura também conseguem promover o aumento dos níveis de estrogênio no corpo.

O leite também é um alimento que contém altos níveis de estrogênio, principalmente porque as vacas recebem grandes quantidades desse hormônio, para que possam produzir mais leite. E não só o leite, mas os seus derivados, como manteiga e queijos, fazem com que os níveis de estrogênio no corpo aumentem e, consequentemente, o tamanho dos seios.

Apesar de esses alimentos conseguirem aumentar as quantidades de estrogênio no corpo da mulher, fazendo com que os seios tenham um volume maior, existem ervas naturais que apresentam o mesmo resultado, ou ainda melhor, de maneira mais saudável. Essas ervas contêm substâncias que "imitam" o estrogênio ou o fitoestrogênio, e ainda podem bloquear parcialmente o androgênio (hormônio masculino encontrado no corpo das mulheres), fazendo com que os seios cresçam ainda mais.

A maioria é encontrada como suplementos ou extratos, como o Chaste Berry (Vitex), Fenugreek (Feno-grego), Wild Yam (inhame selvagem), Saw Palmetto, Fennel (Funcho), Dong Quai (também conhecida como "ginseng feminina") e Red Clover (trevo vermelho), disponíveis em sites de vendas online.

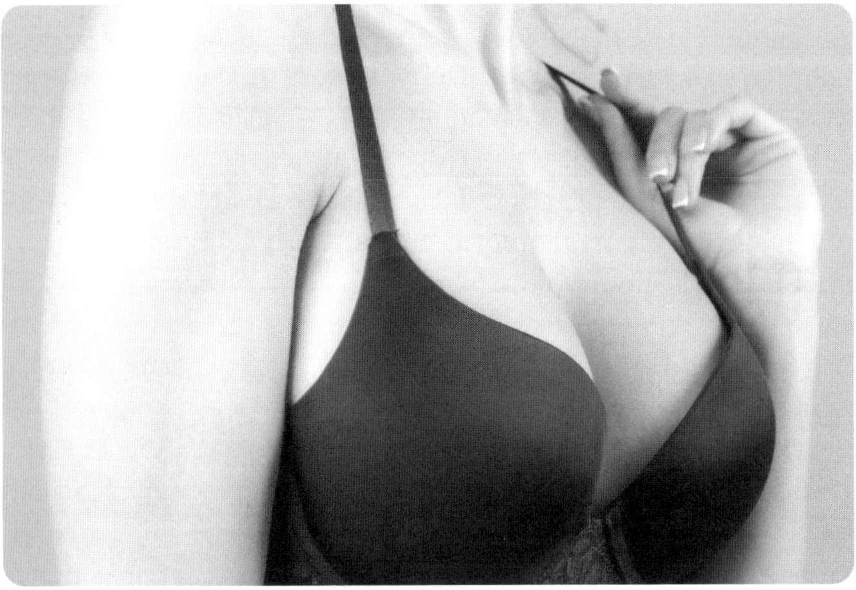

10

Como prevenir e reverter o envelhecimento do rosto

A PREVENÇÃO DO ENVELHECIMENTO DA pele do rosto é um assunto vasto, e existem centenas de livros e trabalhos acadêmicos que tratam desse tema. Por essa razão, neste capítulo eu vou tratar esse assunto de forma resumida, simples e prática, dando dicas que você poderá incorporar no seu dia a dia, para ter um rosto mais bonito, jovem e sem rugas.

Fatores que aceleram o envelhecimento do rosto

Existem vários fatores que aceleram o envelhecimento da pele do rosto e este deve ser o seu primeiro alvo: retardar esse envelhecimento.

Cigarro

Não é surpresa dizer que o cigarro faz você envelhecer mais rápido (além de outros perigos para a sua saúde, como o câncer de pulmão). O ácido nicotínico, encontrado nos cigarros, contrai as artérias, reduzindo a circulação, a oxigenação e a nutrição da pele do rosto. Por essa razão, as células do rosto envelhecem muito mais rápido. Estudos demonstram que o envelhecimento dos fumantes é até 3 vezes maior do que o de não fumantes.

Sol

O segundo fator no envelhecimento da pele é o sol. Entretanto, você não deve deixar de tomar sol, porque ele é vital para a sua saúde. Evite se expor ao sol entre 10 h e 14 h, pois nesse horário os raios solares realmente ficam nocivos para a sua pele, fazendo com que ela envelheça mais rápido. Por outro lado, é necessário alguma exposição, como de pernas e braços, por cerca de 15 minutos, para a produção de vitamina D. Se você tiver que permanecer sob o sol nesse horário, use sempre protetor solar com alto nível de proteção, chapéu e roupas que protejam contra os raios UV.

Estresse

O terceiro fator mais relevante que causa o envelhecimento precoce da pele do rosto é o estresse. O estresse tem relação direta com a glândula suprarrenal, que, como o nome já diz, fica em cima dos rins e é responsável pela produção de uma substância essencial para a vida humana, o cortisol. O cortisol é produzido em várias situações, como quando você leva um susto e precisa reagir rápido. Quando vivemos uma situação de perigo ou urgência, o cortisol é responsável por nos dar reações mais rápidas, força e velocidade. Essa é a função dessa substância no nosso corpo. Entretanto, apesar de ser uma substância importante em muitas situações, em outras ele prejudica o organismo. Quando ele é produzido, digamos, "fora de hora", ele provoca efeitos terríveis na pele, entre outros problemas.

O estresse faz com que a glândula suprarrenal libere cortisol sem uma real necessidade. Quanto mais estressado você fica, mais cortisol é produzido.

O cortisol deixa a pele muito fina, o que faz com que ela enrugue rapidamente. Como já mencionei, a diferença de uma pele mais grossa e firme para uma mais fina é a mesma que vemos entre um tapete grosso e um bem fininho. O fininho, só de bater um vento ou alguém pisar, ele já enruga. O grosso, ao contrário, se mantém sempre esticado, mesmo que alguém passe por cima sem o menor cuidado!

Portanto, o controle do estresse é vital para mantermos a pele jovem, macia e sem rugas. O melhor que você pode fazer é procurar algum tipo de controle para o estresse, como a prática de atividades físicas, a religião, a meditação e muitas outras alternativas capazes de fazer com que você "desestresse"!

Alimentação

O quarto fator que gostaria de mencionar, capaz de acelerar o envelhecimento da pele, é a má alimentação. O consumo de comidas industrializadas e de *fast food* causa danos enormes à pele do rosto, alterando o pH, a oleosidade e comprometendo a nutrição da pele.

Agora, vamos tratar das formas para contornar esses fatores de envelhecimento precoce da pele. Começando pelo estresse, é possível controlá-lo com práticas simples e saudáveis, como exercícios físicos, orações e meditação. Essas práticas já estão consagradas e com eficiência mais do que comprovada no combate ao estresse.

Para minimizar ou acabar com os efeitos nocivos para a pele do rosto, causados por uma alimentação inadequada, você deve adotar a dieta paleolítica, ou a minha dieta, a Dieta Dr. Rey, baseada no consumo de carnes, proteína animal, frutas e vegetais. Essa dieta vai desintoxicar o seu corpo e deixar a sua pele muito mais jovem, além de contribuir na redução de rugas já existentes.

Outra prática necessária para manter a beleza da pele é o consumo de suplementos específicos. Suplementos com ômegas são superimportantes, pois retardam o envelhecimento da pele ao combater a ação dos radicais livres, os principais responsáveis pelo envelhecimento do rosto e de todo o corpo.

O jeito mais econômico de evitar o envelhecimento do rosto

Uma maneira simples, eficaz e econômica de prevenir o envelhecimento do rosto é adotar o uso de óculos escuros.

Quando você usa óculos escuros, reduz drasticamente o número de vezes que "franze" os olhos e a testa, uma reação normal quando recebemos a claridade do sol. Esse movimento muscular que enruga essas áreas do rosto, com o tempo, faz com que a pele acabe ficando "quebradiça", formando linhas que, depois de algum tempo, tornam-se rugas permanentes e profundas.

O principal dano à pele, quando franzimos os olhos frequentemente, são as rugas perioculares, comumente chamadas de "pés de galinha". O segredo para evitar essas rugas é reduzir o número de vezes que franzimos os olhos e a testa.

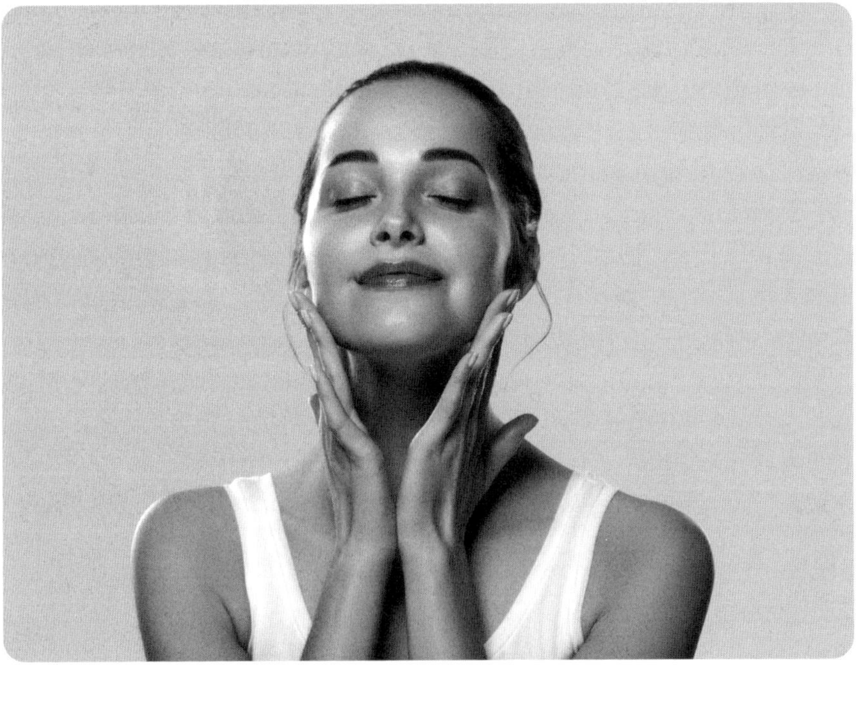

Se observarmos os atores e atrizes da "era de ouro" do cinema de Hollywood, nos anos 1930 até os anos 1950, veremos que até os mais velhos tinham menos rugas. Isso acontecia por dois motivos: primeiro, porque se considerava pouco educado, naquela época, demonstrar emoções fortes e, com isso, as expressões faciais costumavam ser menos acentuadas. Assistindo a filmes daquela época, podemos ver que os atores tinham menos expressões faciais do que os de hoje. Naquela época, as pessoas tinham expressões mais polidas, menos exageradas. Em segundo lugar, porque os atores e atrizes daquela época, quando estavam em casa, tinham o hábito de colocar fitas adesivas (durex), sobre as áreas que mais franziam a pele, como na região dos "pés de galinha" e na testa. Essa fita dificultava a ação dos músculos sobre a pele do rosto, preservando a aparência sem rugas.

Portanto, procure também evitar essas expressões exageradas, que acabam acelerando o processo de formação das rugas no rosto. Comece a praticar para não demonstrar essas expressões faciais exageradamente.

Quanto ao uso de óculos escuros, procure sempre comprar um produto de boa qualidade. Óculos baratos, vendidos por ambulantes ou em lojas populares, costumam ter lentes de baixa qualidade que, além de não proteger contra os raios solares, ainda distorcem a imagem, fazendo com que a visão seja afetada. As lentes mais escuras dão um conforto maior em dias de muito sol, reduzindo ainda mais as expressões faciais.

Como reverter os efeitos do envelhecimento da pele do rosto

Todos os cirurgiões plásticos sérios, quando procurados por pacientes que querem reverter a ação do tempo por meio de cirurgias, apresentam para os seus pacientes a "escada da decisão". O que é isso? Primeiro, tentamos conseguir os resultados que o paciente procura sem cirurgia, começando com o uso de cremes.

E quais são os cremes mais eficientes para combater rugas e marcas de expressão? Como já mencionei, a principal substância para combater rugas e deixar a pele mais jovem é o retinol. Isso porque ele consegue aumentar a espessura da pele, esticando-a e diminuindo as rugas. O retinol pode ser encontrado em forma de creme ou sérum. Eu recomendo o uso de sérum. Junto com o retinol, eu costumo indicar que seja misturado um pouco de aspirina esmagada, porque, com isso, você faz um peeling químico e, por último, é bom acrescentar o peróxido de benzoíla, que tem efeito antibiótico. Eu costumo fazer essa mistura e passar no corpo inteiro e o efeito é ótimo!

Uso de laser e outras tecnologias no cuidado com o rosto

Agora vou explicar os tratamentos com laser. Existem vários tipos de laser que são usados em tratamentos cosméticos muito eficientes. Existe um que aplica uma pequena corrente elétrica nos músculos miméticos do rosto. Esses músculos são responsáveis pelas expressões faciais. O laser deixa esses músculos com mais tônus, dando uma aparência mais firme ao rosto.

Também existe o laser de Co2 fracionado, que elimina as camadas superficiais da pele, gerando o crescimento de pele nova. Mas o que eu gosto muito é do tratamento com radiofrequência. O efeito da radiofrequência na pele é o mesmo que o calor de uma frigideira faz com uma tira de bacon. Quando você coloca o bacon na frigideira quente, ele encolhe. A radiofrequência faz as fibras elásticas da pele encolherem, deixando-a mais firme e lisa. Usando essa técnica moderna, você consegue obter ótimos resultados deixando o rosto mais firme e até encolhendo o "papo". Ela consegue fazer com que o rosto fique com uma aparência muito mais jovem.

Outra técnica muito eficiente para deixar o rosto com aparência mais jovem é o microagulhamento. Essa técnica é usada para reduzir as olheiras e fazer com que células novas nasçam na pele sob os olhos. Em outro capítulo eu falarei mais detalhadamente sobre o microagulhamento.

Por último, outra técnica moderna de que eu gosto muito é a Foto-Facial, um procedimento que combina a radiofrequência com luz pulsada intensa (*Intense Pulsed Light*, em inglês). Essa técnica acaba com as manchas no rosto, tão comuns em mulheres depois da gravidez, combate os poros muito abertos e a acne, além de deixar a pele com aparência jovem. Ela é conhecida também como "lifting sem cirurgia", termo também usado para definir o tratamento com radiofrequência.

Preenchimento facial

Com o passar dos anos, algumas áreas do rosto caem, deixando outras áreas esvaziadas. Isso dá uma aparência muito envelhecida às pessoas. Por isso, foi desenvolvida a técnica do preenchimento, que além de preencher áreas esvaziadas como as que ocorrem na mandíbula, também pode preencher rugas permanentes, como as que surgem com frequência na testa, logo acima do nariz. Esse preenchimento pode ser feito com algumas substâncias, mas a mais comum é o ácido hialurônico. Esse é um tratamento de preço acessível, pouco invasivo e com baixíssimo risco.

Peeling

Existem vários tipos de peeling. Alguns são muito agressivos para a pele, chegando a ser quase uma grande queimadura. O peeling, na verdade, é uma "queimadura controlada". Essa é uma analogia "drástica", mas acredito que seja útil para você entender como ele funciona.

Existem peelings muito profundos, que chegam até às camadas mais profundas da pele, e outros mais superficiais. Particularmente, eu acho que a era dos peelings mais profundos já passou, mesmo porque eles podem causar problemas no coração. O mais agressivo é chamado peeling de fenol. Ele é contraindicado para pessoas com problemas cardíacos, problemas renais e também para quem tem a pele morena, pois pode deixar manchas permanentes causadas pela hiperpigmentação. O pós-operatório é difícil e doloroso.

Eu recomendo o uso de peelings mais superficiais, que deixam o rosto com uma coloração homogênea, muito mais bonito. Eles eliminam as manchas no rosto e proporcionam uma pele mais lisa, sem rugas e linhas de expressão. Esses peelings mais leves têm o efeito de uma "lixa" na pele, eliminando rugas e linhas de expressão mais superficiais. Lembrando que, como eu já mencionei, as rugas mais profundas devem ser eliminadas com a utilização da técnica de preenchimento.

Luz Intensa Pulsada ou FotoFacial

Para explicar como funciona a FotoFacial, vou fazer uma analogia. Quando você deixa uma roupa escura exposta ao sol forte por muito tempo, a cor fica queimada, e se a exposição durar muitos dias, semanas ou meses, a roupa acabará ficando totalmente desbotada. É assim que essa técnica funciona. Ela também ajuda a fechar poros muito abertos e a deixar a pele mais firme, com aparência jovem e mais bonita.

Radiofrequência

Como já disse, a radiofrequência funciona como em um bacon que fica encolhido quando é colocado em uma frigideira quente. Com a radiofrequência, o colágeno da pele simplesmente encolhe, deixando-a mais esticada e, com isso, reduzindo rugas e proporcionando uma aparência muito mais jovem e bonita.

Todas essas técnicas modernas que citei neste capítulo podem ser usadas não só para parar ou atrasar o relógio do envelhecimento, mas também para reverter os efeitos da passagem do tempo sobre a sua pele.

11

Pele flácida – como prevenir e recuperar a elasticidade

EXISTEM VÁRIOS FATORES QUE CAUSAM a flacidez da pele. Entre eles, eu destaco a exposição excessiva ao sol, o consumo de cigarro e álcool , e o estresse. Do ponto de vista biológico, temos o colágeno, que, com o avançar da idade, vai tendo sua produção reduzida. Além da redução, há também uma alteração no tipo de colágeno produzido à medida que envelhecemos.

Se você olhar uma célula da derme de um jovem em um microscópio, verá que ela tem uma aparência diferenciada e sua velocidade de reprodução é alta. Depois de aproximadamente trinta ciclos, a velocidade de reprodução cai muito e a aparência da célula se torna a de uma célula "velha". Ela fica "murcha" e não produz mais o colágeno como antes. Mas isso pode ser parcialmente revertido!

Você já notou que a pele do seu bumbum tem uma aparência mais jovem do que a pele do seu rosto? O seu rosto envelhece mais rápido, porque está mais exposto ao sol e à poluição, fatores que desgastam a pele, além do estresse que você acaba passando durante a vida.

E quais são as medidas que podemos tomar para ter uma pele mais jovem, para tentar "parar o relógio do tempo" ou reduzir a sua velocidade? Houve muitas pessoas na história do mundo, mesmo em épocas com pouco ou nenhum recurso tecnológico, que não aparentavam a idade que tinham. Eu vou dar como exemplo uma senhora que trabalha comigo no meu programa de TV nos Estados Unidos que tem uns sessenta e poucos anos, mas ela tem a pele inacreditavelmente bonita e jovem. Eu garanto que se você a visse na TV agora, não daria trinta anos para ela!

Existem muitas formas e tratamentos possíveis para retardar ou mesmo reverter os efeitos da passagem do tempo sobre a aparência. Na medicina, nós "atacamos" os problemas de todas as maneiras possíveis, assim como em uma guerra, em que se ataca por terra, água e ar.

Sol

Vamos começar com um fator externo. O sol pode acelerar o envelhecimento, em caso de excesso de exposição ou de exposição entre 10 h e 16 h, quando os raios do sol ficam mais perigosos para nós. E quando eu digo excesso, entenda que o saudável é tomar sol por 15 minutos e nada mais! Ficarmos expostos ao sol é necessário para que o corpo produza vitamina D, mas o excesso de sol ou a exposição nos horários perigosos destroem a pele e causam envelhecimento precoce.

O excesso de sol destrói a derme e a epiderme, deixando a pele flácida. Isso acontece porque o sol destrói os elementos que dão elasticidade à pele, fazendo com que ela fique mais fina, enrugue e caia, ou seja, fique flácida. Resumindo, para prevenir o envelhecimento precoce e a flacidez da pele, nunca tome mais do que 15 minutos de sol por dia e que seja sempre antes das 10 h e depois das 16 h.

Estresse

Você precisa criar uma estratégia para lidar com o seu estresse. Existem muitas formas, como praticar artes marciais, meditação ou ter uma religião. Isso é vital para a sua saúde como um todo, pois pessoas que vivem sob estresse e não sabem lidar com ele acabam sofrendo com muitos problemas de saúde, inclusive alguns graves, como o risco de um ataque cardíaco ou AVC. Além disso, o estresse influencia diretamente na estética, pois provoca um aumento dos níveis de cortisol, produzido pela glândula suprarrenal. Com o aumento dos níveis de cortisol, a pele do corpo fica mais fina e, com isso, aumenta o número de rugas e linhas de expressão.

Existem alimentos que ajudam a reduzir o estresse, enquanto outros contribuem para o seu aumento. O café, por exemplo, quando passa pelo intestino, bloqueia a absorção das vitaminas do complexo B. O complexo B atua no cérebro promovendo a produção de serotonina e dopamina. A serotonina é a substância responsável pelo nosso sentimento de alegria e a dopamina nos deixa mais calmos.

A pessoa que toma muito café é sempre mais nervosa, mais irritada, ou seja, está sempre muito estressada. Para as mulheres, outro fator negativo do consumo excessivo de café é a celulite, o que já mencionei anteriormente. Então, evitando o café, o abuso de açúcar (que também pode nos deixar "pilhados" e estressados) e outras coisas simples que nos deixam "acelerados", podemos controlar o estresse com mais facilidade. Por outro lado, também existem alimentos que ajudam a reduzir o estresse. Suco de cenoura, por exemplo, ajuda a dormir bem e a relaxar. A cenoura tem um elemento químico que faz aumentar os níveis de serotonina, deixando você mais alegre e menos estressado.

Eu sou contra o consumo de leite, mas se você optar por consumi-lo, procure sempre o leite orgânico, que não é produzido por vacas que receberam altas doses de estrogênio. Digo isso porque o leite tem em sua composição um "narcótico natural", e é essa a razão pela qual todos os bebês dormem depois de bem amamentados. Ou seja, o leite ajuda a "desacelerar" e a controlar o nível de estresse.

Cigarro

O cigarro, por motivos amplamente divulgados, é um dos piores venenos consumidos pelos seres humanos. Está provado que quem fuma envelhece a uma proporção de três para um, ou seja, para cada ano vivido, um fumante envelhece três. Graças a Deus, o consumo de cigarros tem caído progressivamente nas últimas décadas, mas ainda há um número enorme de fumantes. E não se engane com o cigarro eletrônico, ele também é extremamente nocivo e deve ser evitado a qualquer custo.

O cigarro causa um problema muito sério no sistema circulatório. Ele afeta os músculos que envolvem as principais artérias do corpo, fazendo com que elas se contraiam e, com isso, há uma redução importante no fluxo sanguíneo. O oxigênio, as proteínas e os nutrientes não chegam ao rosto nas quantidades que deveriam e isso causa a aceleração do processo de envelhecimento.

O consumo excessivo de álcool ocasiona o ressecamento e a descamação da pele, já que inativa a produção de um hormônio chamado ADH (antidiurético), um dos principais controladores da quantidade de água no organismo. Com isso, a pele envelhece.

Como tratar a pele flácida

Depois que a pele já está flácida, o que aconteceu pelo abuso do sol, do consumo de cigarro, da alimentação errada, entre outras coisas, o que devemos fazer? Primeiro, precisamos saber qual o grau de flacidez da pele. A forma mais simples é "beliscar" a pele na parte de cima da mão, puxando-a para cima. Depois contamos quanto tempo ela leva para voltar ao normal. Uma pele jovem, ainda muito elástica, com um beliscão desse, deve voltar ao normal quase instantaneamente. Esse é um teste simples, para ver o dano causado à pele pelos elementos externos e mesmo pelo avançar da idade.

Como já citei anteriormente, para tratar a pele flácida é simples:

- Retinol para o rosto (vitamina A em forma de sérum ou creme);
- Vitamina E líquida para o corpo.

Esses dois produtos são os únicos que realmente funcionam, com resultados amplamente comprovados pela medicina.

Você deve aplicar o retinol à noite, e para as áreas onde a pele é mais fina, como a que fica embaixo dos olhos e a pálpebra superior, que é a pele mais fina do corpo, use o tipo desenvolvido especialmente para a área dos olhos. O retinol chega a queimar um pouquinho a pele e é isso que realmente faz com que esse produto seja eficiente. Melhor ainda do que o creme de retinol é usar o sérum de retinol, que tem uma consistência melhor e mais apropriada para o tratamento.

Se você está usando o sérum de retinol todos os dias e a sua pele está ficando um pouco vermelha demais, use dia sim, dia não. E para o corpo, passe a vitamina E todos os dias. Se com o uso diário da vitamina E surgirem muitas acnes, você pode também alternar a

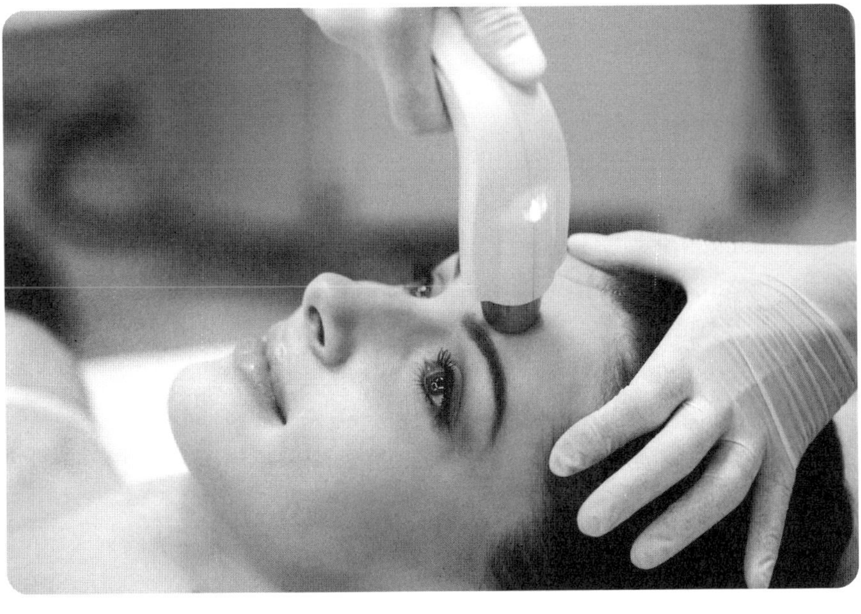

aplicação, dia sim, dia não, e usar um creme antiacne. Mesmo assim, vale muito a pena usar a vitamina E no corpo, pois os resultados são ótimos. Em resumo, a vitamina E para o corpo e o retinol para o rosto ajudam muito quando o dano da pele é pequeno, mas quando o dano é médio ou, digamos, algumas partes do seu corpo estão boas ou com danos pequenos, mas outras estão com danos um pouco mais sérios, é possível usar o que normalmente chamamos de "laser". O laser, na verdade, é um aparelho de radiofrequência.

Vou citar novamente o exemplo que já dei antes. Se você coloca um bacon na frigideira quente, ele encolhe, e é esse o mesmo princípio que ocorre com a pele sob a ação da radiofrequência. Os aparelhos de radiofrequência estética criam ondas que atuam sobre o colágeno da pele, fazendo com que ele "encolha", ou seja, esse aparelho consegue "ajustar" a pele do rosto ou do corpo, fazendo com que ela volte a ficar firme, reduzindo bastante a flacidez da área tratada.

Eu costumo usar essa técnica com frequência nas áreas que eu quero "ajustar", como papo, rosto e peito. É um tratamento estético de baixo custo e que proporciona ótimos resultados. Existem outras técnicas e aparelhos que ajudam bastante, como a luz pulsada intensa, chamada FotoFacial, mas o "carro-chefe" dos tratamentos estéticos para a pele é mesmo a radiofrequência, que você encontra facilmente em clínicas estéticas.

Agora, digamos que o dano à sua pele seja mais severo, que você realmente abusou do sol, fumou ou bebeu muito e agora, com o avanço da idade, você está com a pele bem "caída". Existem cirurgias que podem resolver praticamente tudo. Para a pele dos braços existe a braquioplastia; para resolver a flacidez da barriga existe a abdominoplastia; podemos deixar as pernas lindas e rejuvenescer o rosto com vários tipos de cirurgia. Ou seja, com um bisturi, podemos resolver praticamente todos os problemas que você possa ter na pele do corpo ou do rosto.

Contudo, apesar de podermos resolver quase tudo com cirurgias, certamente o melhor é não deixar chegar nesse ponto. Antes de uma cirurgia nós usamos um processo chamado a "escada da decisão". Um cirurgião ruim, sem ética, vai indicar direto uma cirurgia (esse é o "elevador da decisão"). Já um cirurgião ético vai indicar primeiro exercícios, dieta, cuidados com o sol, uso de cremes, depois os tratamentos estéticos e somente se não houver outra alternativa eficiente, em última instância, ele recorrerá à cirurgia. Sempre devemos começar com o processo menos invasivo que, além de mais seguro, costuma ser mais barato.

12

Não fique com a barriga flácida

COMO EU JÁ MENCIONEI, COM a passagem dos anos, ocorre uma alteração do colágeno da pele. Ele muda do colágeno juvenil, que é o colágeno 1, para o colágeno 3, o de uma pessoa mais madura. Naturalmente, a sua barriga vai ficando cada vez mais flácida. É como aquela cueca ou aquela calcinha que você adorava, e que ficou esquecida na gaveta. Se depois de alguns anos você a encontrar, o tecido ainda estará inteiro, mas na hora que você esticar o elástico, ele arrebentará.

Então, só com a passagem dos anos a sua barriga já vai ficar flácida, exatamente por essa mudança no colágeno da pele. Deus "desenhou" dentro das nossas células um verdadeiro sistema de "autodestruição"!

Vou dar um exemplo do efeito da mudança do colágeno, que é comprovado por meio de um simples experimento feito com células do rosto. Quando colocamos células do rosto em um "pratinho" usado para experimentos em laboratório, notamos que elas são rosadas e com um formato regular. Depois de 33 divisões, elas ficam murchas e ressecadas, com a coloração acinzentada, e o processo de divisão começa a reduzir. Ou seja, chega um ponto na vida que quase não importa o que você faça, você vai envelhecer.

Agora, o que fazer quando a pele da barriga fica flácida? Por exemplo, se uma mulher que, além de ter abusado do sol, teve dois filhos, engordou muito e agora está com a barriga flácida, o que pode ser feito? E se for um homem que engordou muito, depois emagreceu e a pele ficou flácida? E agora?

Vamos começar pelo pior quadro, uma barriga bem flácida e cheia de estrias. Ajuda ir para a academia? Não! Você pode fazer 1.000 abdominais, todos os dias, pelo resto da vida que, mesmo assim, não vai melhorar!

Quando você perde muito peso, aquela pele flácida que cai sobre a sua cueca ou sobre a sua calcinha só pode ser eliminada com uma cirurgia plástica. O Dr. Ivo Pitanguy foi um famoso cirurgião plástico brasileiro que não só popularizou, mas ajudou a desenvolver muitas técnicas para a abdominoplastia, cirurgia que corrige os problemas estéticos no abdômen, deixando a aparência de uma barriga jovem e, dependendo de como é feita a cirurgia, "sarada".

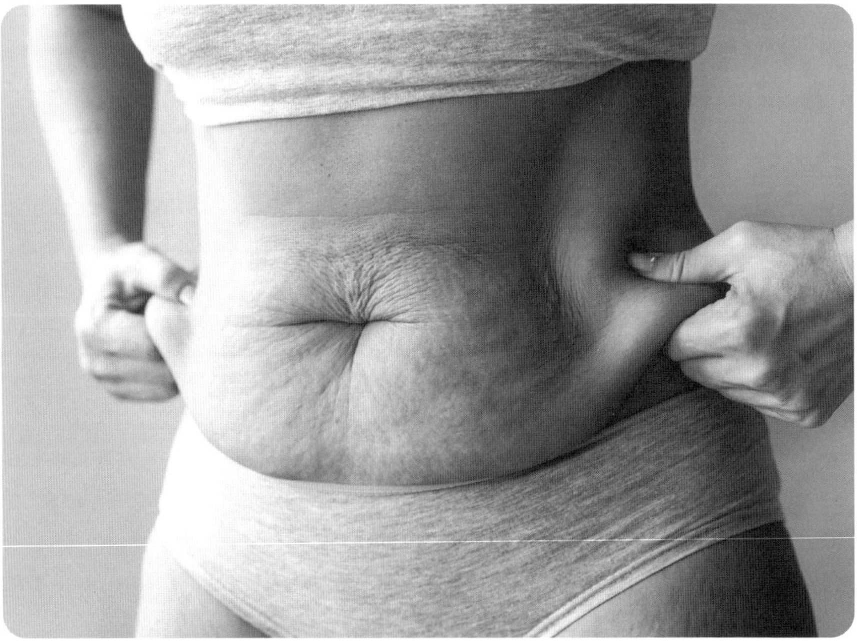

A abdominoplastia mudou bastante nos últimos 20 ou 30 anos. Antes, a cicatriz era muito grande, quase dava a volta no corpo e era mais alta. Hoje ela é bem pequena, e fica escondida abaixo da linha da calcinha ou cueca. Além disso, a cicatriz é bem mais discreta, pois não usamos mais os pontos externos e sim uma cola específica para a pele.

Agora eu vou tratar da prevenção da flacidez na barriga. Para a mulher, a principal providência para não ficar com a barriga flácida é se cuidar adequadamente durante a gravidez. Assim que descobre que está grávida, a mulher deve começar a passar cremes hidratantes apropriados na barriga e o melhor deles é o creme de Shea, uma planta africana que tem a propriedade específica de deixar a pele mais grossa. Essa é a melhor prevenção para manter a pele como um elástico mais resistente, que não "rachará", nem ficará flácido. Esse creme deve ser usado duas vezes por dia durante toda a gravidez e depois do parto, até a barriga voltar totalmente ao normal. Sua aplicação deve ser feita com uma leve massagem, que deve durar uns 20 minutos.

13

Limpeza de pele caseira fácil

EXISTEM MUITAS FORMAS DE LIMPAR o rosto e muitas pessoas me perguntam qual é a maneira melhor, mais simples, caseira e barata de fazer uma limpeza de pele facial. A ideia é poder fazer uma boa limpeza utilizando produtos caseiros.

O produto que vamos utilizar é à base de maçã, que tem propriedades antibióticas naturais. Qualquer médico pode dizer a você que quem come maçã todos os dias acaba prevenindo a ocorrência de infecções. E o vinagre de maçã tem o poder antibiótico concentrado.

E qual é o elemento no vinagre de maçã que é tão bom para a saúde? É o ácido málico. Vou dar um exemplo claro. Se você tomar uma colher de vinagre orgânico de maçã por dia, até as suas fezes deixarão de ter cheiro desagradável. E por que utilizamos o vinagre de maçã para o rosto? Primeiro porque ele aumenta a divisão das células faciais. Isso é muito importante, porque com o envelhecimento, naturalmente as células reduzem o ritmo de divisão. Além disso, ele deixa a pele mais grossa, o que evita e elimina rugas. Ele ainda dissolve o sebo nos poros, o que evita o surgimento de acne.

O vinagre de maçã, quando aplicado no rosto, eleva o PH da pele, deixando-o como o da pele de um jovem e, com isso, a sua pele não racha e você envelhece bem menos. Ele também deixa a pele mais clara e com um tom mais uniforme, pois reduz as diferenças de cores na área do rosto, causadas por manchas ou bronzeamento irregular.

Resumindo, os benefícios do uso do vinagre de maçã no rosto são: deixar a pele mais clara, com uma cor mais uniforme, sem acnes, sem bactérias e com aparência mais jovem.

Então, para uma limpeza de pele facial simples e eficiente, usando produtos caseiros, a melhor que você pode fazer é com vinagre de maçã, de preferência, orgânico.

Contudo, a aplicação do vinagre de maçã não pode ser feita diretamente no rosto, pois trata-se de um produto muito forte. Dilua o vinagre com água, numa proporção de 50% de cada, misture bem e utilize uma gaze para a aplicação. Depois de aplicar, deixe a solução no rosto por até um minuto e depois enxágue com água limpa. Para obter os melhores resultados, esse procedimento deve ser feito todos os dias, ou alternadamente, dia sim, dia não.

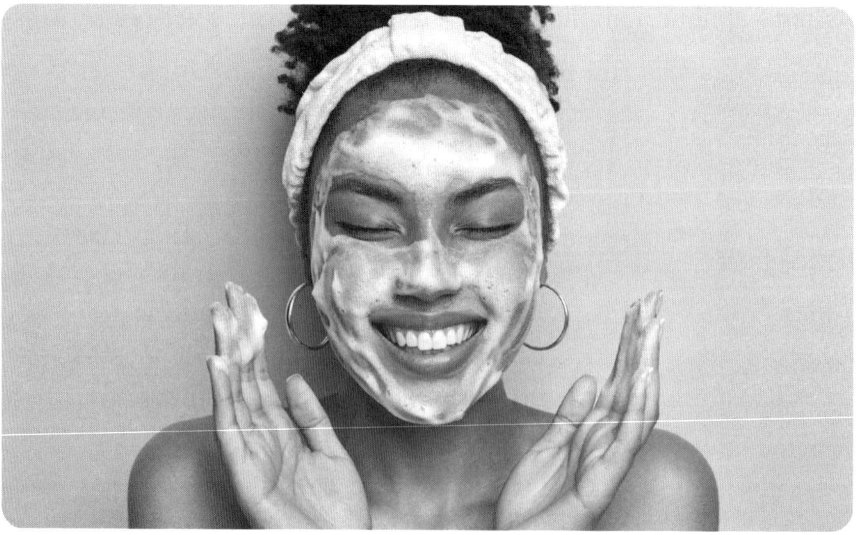

14

Máscara facial caseira – passo a passo

EU VOU EXPLICAR COMO FAZER a máscara facial caseira Dr. Rey! Cuidar da pele do rosto é essencial para manter a beleza e a juventude, então, além de fazer o meu peeling caseiro, três vezes por semana, aplique a minha máscara facial caseira uma vez por semana, sendo que o mínimo recomendado é uma vez por mês. Mas tente fazer uma vez por semana ou a cada quinze dias.
Essa máscara deve ser aplicada por pelo menos dez minutos, mas eu costumo ficar com ela até trinta minutos.

Ingredientes da máscara facial

Todos os ingredientes que eu coloco na máscara são incluídos por razões práticas, fisiológicas, científicas e químicas. Lembre-se de que antes de eu ter me formado em medicina, eu me formei em química na universidade.

Máscara facial Dr. Rey:

- ⅓–½ copo de aveia – A aveia tem efeito adstringente, e ao ser absorvida pela pele, ajuda a limpá-la e a melhorar o seu tônus.
- 1 colher (sopa) de iogurte natural zero gordura – O iogurte sem gordura tem alguns elementos químicos interessantes que ajudam a manter a juventude da pele.
- Suco de ½ laranja (ou outra fruta cítrica) – A fruta cítrica faz um leve peeling na pele, deixando-a mais lisa.
- 1 clara – a clara do ovo ajuda a diminuir a oleosidade, favorecendo a hidratação.
- 1 colher (sopa) de chocolate em pó amargo (zero açúcar) – o chocolate amargo estimula e revitaliza a pele, protegendo-a contra os radicais livres.
- 1 colher (sopa) de abacate amassado – O abacate destrói os óleos "ruins" da pele. Ele penetra profundamente na sua pele, deixando-a bem hidratada.
- 1 colher (sopa) de mel – O mel é um ingrediente importantíssimo, devido às suas propriedades antibióticas.
- 1 colher (chá) de fermento químico em pó – O fermento ajuda a clarear a pele, deixando-a com uma tonalidade uniforme, reduzindo as diferenças de cor que podem ocorrer no rosto.
- 1 saquinho de chá de camomila – A camomila também tem efeito clareador, e deixa a pele do rosto com uma cor mais homogênea.

Modo de preparo

Em um pote hermético, junte a aveia com ½ copo de água morna e mexa; em seguida, acrescente o iogurte zero e continue mexendo. Acrescente o suco de laranja e a clara, sem parar de mexer. Coloque o chocolate em pó e o abacate amassado. Continue mexendo até obter uma consistência mais homogênea. Adicione o mel e o fermento. Abra o saquinho de chá e despeje a camomila na mistura. Mexa bem, e sua máscara está pronta.

Aplicação

Para aplicar, é muito fácil. Utilize um pincel médio (mais ou menos 1,5 cm) e aplique a máscara sobre o rosto e no pescoço. Só não precisa passar sobre o nariz.

Deite-se por 10 a 30 minutos (eu sempre fico 30 minutos!) e, para completar o seu tratamento caseiro facial, coloque uma rodela de pepino em cada um dos olhos, para reduzir as olheiras e o inchaço, e aproveite esse tempo para relaxar!

Para retirar a máscara, basta enxaguar o rosto com água, de preferência, morna.

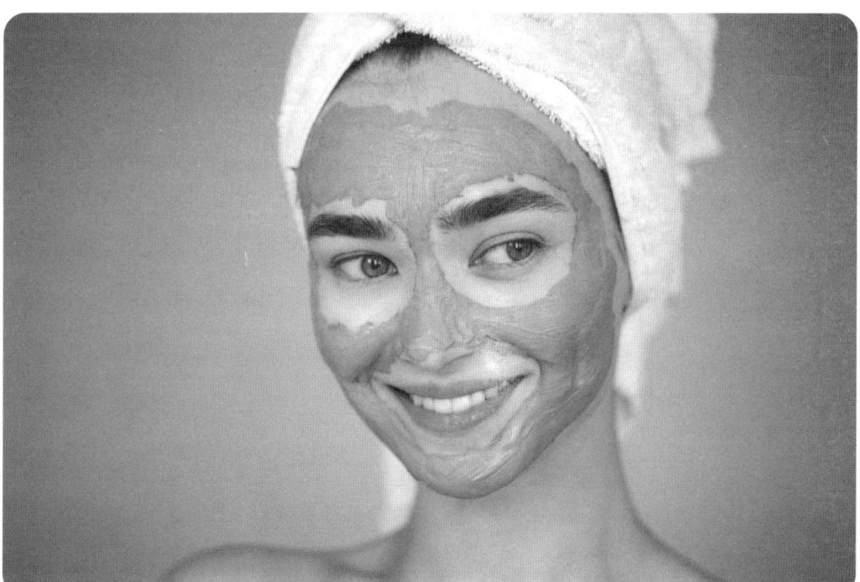

15

Cuide bem do seu intestino para ficar mais bonita e saudável

O FUNCIONAMENTO DO SEU INTESTINO tem uma ligação muito importante com a sua beleza, especialmente no que diz respeito à sua pele. E mais importante ainda, a sua saúde como um todo depende do perfeito funcionamento do seu intestino.

O intestino humano armazena diariamente de 450 g a 1,8 kg de fezes, dependendo do tamanho e da capacidade de cada pessoa. Na verdade, você pesa menos do que imagina, porque está sempre "carregando" muitas fezes no intestino.

Você já deve ter visto a figura de um intestino humano e notou que ele é cheio de pequenos "arcos", pois não é um tubo perfeito, é quase como uma sequência de "gominhos". Pois bem, quando você come "porcarias", o alimento se transforma em uma espécie de "massinha" e acaba ficando grudado nos arcos do intestino. Com isso, além de você ficar mais pesado, esse material acaba passando para o corpo toxinas que vão fazer mal e afetar negativamente todo o funcionamento do corpo.

Alimentos como *fast food*, por exemplo, que têm componentes nocivos à saúde, grudam nos arcos do intestino e contaminam o seu organismo com toxinas, dificultando a boa digestão, e ainda deixam você sem ir ao banheiro por um bom tempo.

Para se ter uma ideia de como isso influencia na beleza, as modelos costumam se preocupar muito em comer fibras, para garantir o bom funcionamento do intestino, não ganhar peso e manter a pele mais bonita.

Então, aquela massa formada no intestino com pizza, macarrão, arroz, *fast food* e muitos outros alimentos, deixa você "entupido", porque fica grudada nos arcos do seu intestino. As toxinas dessa massa parada no intestino, que é feito de tecido poroso, são absorvidas pelo corpo. E muitas dessas toxinas são carcinogênicas, ou seja, podem causar câncer.

Para eliminar esse excesso de fezes que ficam grudadas nos arcos do intestino, só tem um jeito: ingerir muitas fibras. Se você seguir a

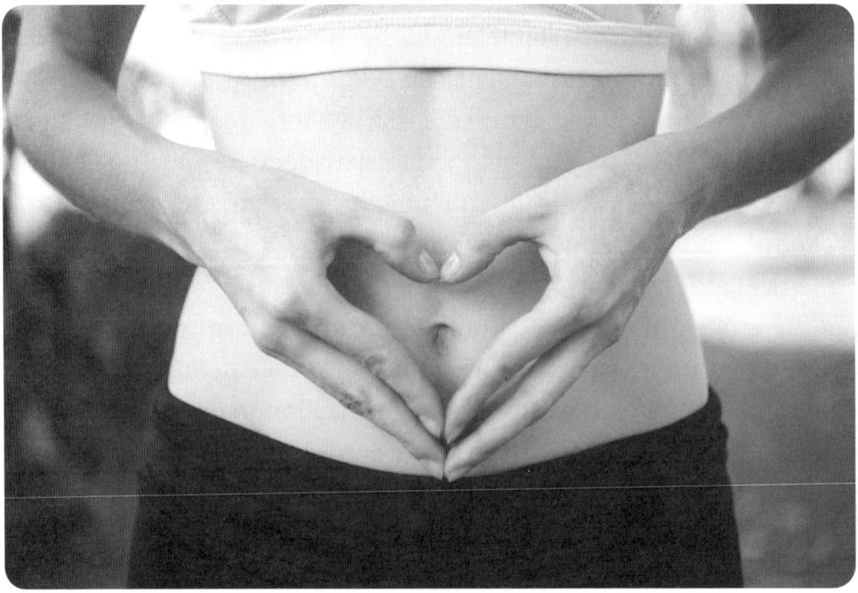

minha dieta, a dieta Dr. Rey ou a dieta paleolítica, fica fácil, pois você vai ingerir uma porção de carne e três porções de frutas e verduras, em cada refeição. Esses vegetais vão fazer com que o seu intestino passe a funcionar regularmente, deixando você com menos peso, mais saudável e com a pele mais bonita. Ingerir fibras é como correr por um gramado molhado: você escorrega!

As fibras no intestino fazem com que os alimentos que ficariam presos nos arcos "escorreguem" e saiam muito mais rápido do corpo, evitando o excesso de peso e a absorção desnecessária de toxinas. Com a ingestão regular de fibras, a passagem dos alimentos do estômago ao ânus se torna muito mais rápida e é isso que nós queremos! Pessoas magras, saudáveis e bonitas vão regularmente ao banheiro, porque ingerem muitas fibras.

Esses problemas de acúmulo de fezes nos arcos do intestino e intestino preso podem ser facilmente solucionados, de forma definitiva, desde que você tenha uma alimentação rica em fibras. Pelos padrões atuais da medicina, a quantidade ideal de fibras ingeridas por dia é o equivalente a oito copos, ou seja, você precisa comer o equivalente a essa quantidade de frutas e verduras diariamente para garantir o perfeito funcionamento do seu intestino. Sei que parece uma quantidade grande, mas vale a pena!

16

Como prevenir e tratar a acne

NESTE CAPÍTULO EU VOU FALAR sobre a acne, as tais "espinhas" que incomodam tantas pessoas, das mais variadas idades.

Dentre as muitas condições médicas que são totalmente epidêmicas, existem três que afetam todas as pessoas. Primeiro, ninguém dorme uma noite inteira; todo mundo acorda pelo menos uma vez. Segundo, todas as pessoas sofrem com dores de cabeça. E terceiro, se você não teve acne quando adolescente, vai ter quando adulto.

Qual é o meu "segredo" para não ter acne e ficar com a pele sempre bonita? Eu passo no rosto creme de retinol, misturado com vitamina E e um pouquinho de zinco, além da aplicação de peróxido de benzoíla. É preciso também tomar suplementos com os ômegas, que ajudam a prevenir e melhorar a acne.

Como a acne se desenvolve

Os hormônios – a testosterona nos homens e o androgênio nas mulheres – fazem com que as glândulas sebáceas fiquem um pouco maiores, aumentando a produção de sebo no rosto. Então, a "explosão" de hormônios na adolescência faz com que a produção de sebo aumente muito, e as bactérias adoram se alimentar de sebo, especialmente aquelas presentes no nosso rosto, como a *Staphylococcus aureus* e a *Propionibacterium acnes*. Elas se alimentam do sebo sobre a pele, entupindo os folículos e impedindo que as células mortas saiam. Isso causa uma irritação e posterior inflamação, caracterizada pelos pontinhos vermelhos com pus.

E quais são as causas do meio ambiente que influenciam no aparecimento da acne? A poluição causada pela fumaça dos automóveis, bem como a "poluição" causada pelo uso de maquiagem, propiciam a acne. Lembrando que a poluição, neste caso, é a "sujeira" que fica sobre a pele. O estresse causado pela correria do dia a dia, os problemas e muitos outros fatores externos, também influenciam no surgimento e na piora da acne. Outro fator que influencia o surgimento da acne é o consumo de alimentos com muito óleo.

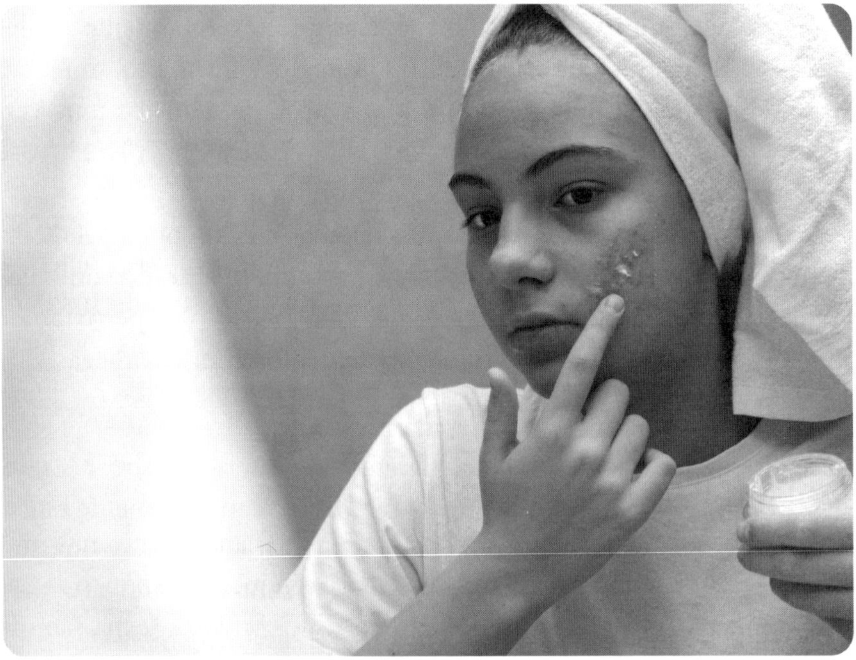

Tratamento da acne

O tratamento da acne é simples. Na verdade, existem três níveis de tratamento. O mais simples consiste no uso do zinco. Ninguém sabe ao certo como o zinco funciona, mas a ingestão de suplemento de zinco e o uso de cremes à base de zinco ajudam muito na redução da acne. Outro produto que ajuda muito é o retinol, que pode ser aplicado em forma de creme.

Uma substância muito eficiente para combater a acne, e também para acabar com cravos, é o ácido azelaico, que pode ser aplicado em forma de creme ou gel.

Mas o mais importante desses produtos é o peróxido de benzoíla, que traz resultados ótimos no combate à acne.

Todos esses produtos podem ser facilmente encontrados em farmácias.

Agora, se você tem acne severa, é preciso tratá-la de uma forma que não deixe cicatrizes no rosto. Muito provavelmente, o dermatologista vai prescrever essas mesmas substâncias que mencionei, mas em doses e proporções maiores e de acordo com cada caso. Em casos mais específicos, é necessário prescrever também antibióticos e uma vitamina A muito forte, que só pode ser utilizada mediante prescrição médica, por se tratar de uma substância que pode causar sérios efeitos colaterais.

Além da prescrição médica, também são utilizados sabonetes especiais, à base de álcool e outras substâncias que ressecam a pele, evitando a formação de mais sebo e "matando de fome" as bactérias que causam a acne. A prescrição que você deverá receber do seu dermatologista para esses casos severos é a isotretinoína, mais conhecida pelo nome comercial Roacutan. Esse medicamento é muito forte e sua aplicação só pode ser liberada por um médico, após avaliação e exames, para saber se há risco de efeitos colaterais. Além disso, o acompanhamento médico durante o período em que o paciente esteja tomando o Roacutan é extremamente necessário. Além do Roacutam, o seu médico poderá prescrever um antibiótico, como a Azitromicina ou a Tetraciclina.

Dicas caseiras para combater a acne

Eu sempre gosto de dar dicas caseiras, e o mais potente anti-inflamatório da natureza para combater as inflamações causadas pela acne são os ômegas, sendo o ômega 3 o mais importante. Por esse motivo, quem sofre com acne, seja adolescente ou adulto, deve tomar suplemento de ômegas, porque os efeitos são muito bons. Além disso, os ômegas são muito bons para outras coisas, para fazer o nosso corpo funcionar melhor e ser mais saudável.

17

Vitamina C retarda o envelhecimento e aumenta a imunidade

A VITAMINA C TALVEZ SEJA a vitamina mais comum, aquela que praticamente todas as pessoas já tomaram ou tomam com alguma frequência. Isso porque essa vitamina tem a fama de ser uma poderosa arma contra gripes e resfriados. O que você vai descobrir neste capítulo é que ela é muito mais do que isso e que também é uma poderosa arma na luta contra o envelhecimento do corpo e da pele.

O Dr. Linus Pauling, ganhador do Prêmio Nobel de Química, foi o maior propagador da vitamina C como elemento capaz de aumentar a imunidade e retardar o envelhecimento.

A vitamina C combate flacidez, rugas e ainda dá "luminosidade" à pele. Veja como as células do rosto, com o envelhecimento natural, ficam acinzentadas e murchas. Esse envelhecimento das células acaba deixando a pele sem brilho. Entretanto, esse brilho pode ser recuperado e aumentado, com o consumo de vitamina C.

Essa vitamina é comumente usada em cosméticos tópicos hoje em dia. Isso porque a vitamina C funciona muito bem se ingerida, assim como se aplicada sobre a pele. Sobre a pele, ela atua como um ácido, tendo uma ação de peeling leve na pele, mas muito eficiente.

A vitamina C tomada via oral também tem um papel importantíssimo na produção de colágeno, o que é vital para manter a pele jovem, pois o colágeno é o principal elemento que dá elasticidade à pele e, com o passar dos anos, a pele vai perdendo essa elasticidade. Outra propriedade importante da vitamina C é retardar o envelhecimento, de acordo com a teoria do Dr. Linus Pauling, pelo combate aos radicais livres, causadores do envelhecimento do corpo. Ajudando a proteger o nosso corpo contra os radicais livres, a vitamina se torna um dos maiores trunfos que podemos ter para combater o processo de envelhecimento do corpo.

Como resultado do consumo regular e adequado de vitamina C, obtemos mais firmeza, luminosidade e menos rugas e linhas de expressão. E ela não combate só as rugas do rosto, mas em todo o corpo, como as rugas que muitas mulheres têm entre os seios, por exemplo.

Vale reforçar que, além da vitamina C em forma de suplemento, devemos ingerir alimentos ricos em vitamina C, como o Kiwi, a laranja e outras frutas cítricas de uma maneira geral, além de brócolis, rúcula e escarola, entre outros vegetais.

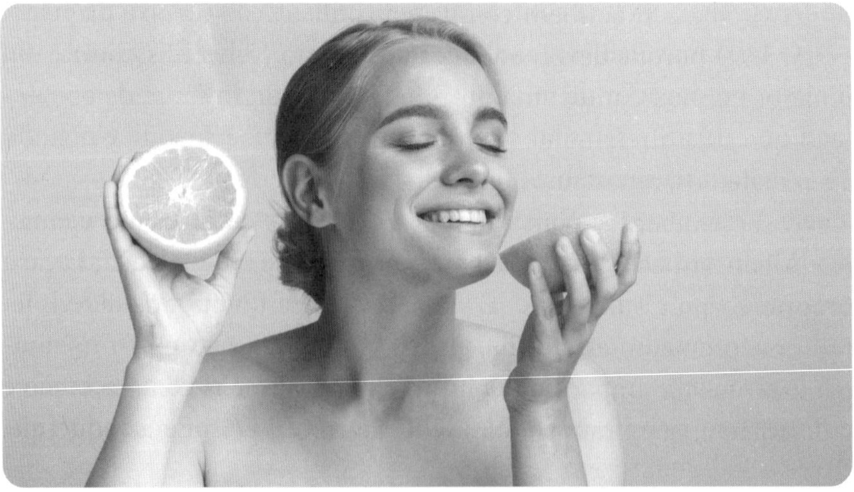

18

A vitamina E previne e reduz rugas

NESTE CAPÍTULO EU VOU FALAR sobre a vitamina E. A principal propriedade da vitamina E é combater o ressecamento, pois ela retém a hidratação da pele. E o que causa a aparência envelhecida e o próprio envelhecimento da pele? O ressecamento! É como uma uva, lisinha que, ao ser desidratada, se transforma em uma uva-passa, toda enrugada. O mesmo acontece com as pessoas.

A vitamina E também combate as linhas de expressão do rosto, exatamente porque devolve a hidratação à pele. Além disso, ela é um poderoso antioxidante, uma propriedade importantíssima, porque a oxidação atua diretamente no processo de envelhecimento e quando a combatemos, retardamos o envelhecimento.

A suplementação com vitamina E divide as opiniões dos cientistas. Alguns especialistas acreditam que a oleosidade produzida pelo próprio corpo é suficiente para manter a pele bonita e saudável. Eu não concordo com essa linha, porque a natureza não nos "projetou" para sermos tão impactados por produtos químicos como o sabão e o detergente, que tiram a oleosidade natural da pele. Eu acredito que a oleosidade natural não seja suficiente, mas há médicos que acham que sim, e que você deveria apenas ingerir alimentos que contenham vitamina E, como amêndoa, abacate, semente de girassol e linhaça, entre outros, em vez de ingeri-la como suplemento. Esses médicos acreditam que somente a ingestão desses alimentos já é capaz de suprir as necessidades de vitamina E.

Eu não tenho dúvidas de que consumir esses alimentos ajuda a conseguir os benefícios, deixando a pele mais bonita, com mais luminosidade, mais jovem e suavizando as linhas de expressão. Entretanto, eu e muitos outros médicos acreditamos que uma alimentação rica em vitamina E não seja suficiente para conseguirmos o máximo possível de benefícios. Para nós, a ingestão de cápsulas com vitamina E concentrada não só traz os benefícios que podem ser obtidos com uma alimentação rica em vitamina E, mas também ajuda a combater o envelhecimento de maneira eficiente. Mas para obter os melhores benefícios da vitamina E, você deve seguir as dosagens sugeridas nas embalagens. A dosagem que eu gosto é de 800U.I a 1000U.I por dia, mas existem pessoas que preferem um pouco menos, como 400U.I., por exemplo. É só não abusar do consumo, seguindo as instruções nas embalagens ou a orientação do seu médico.

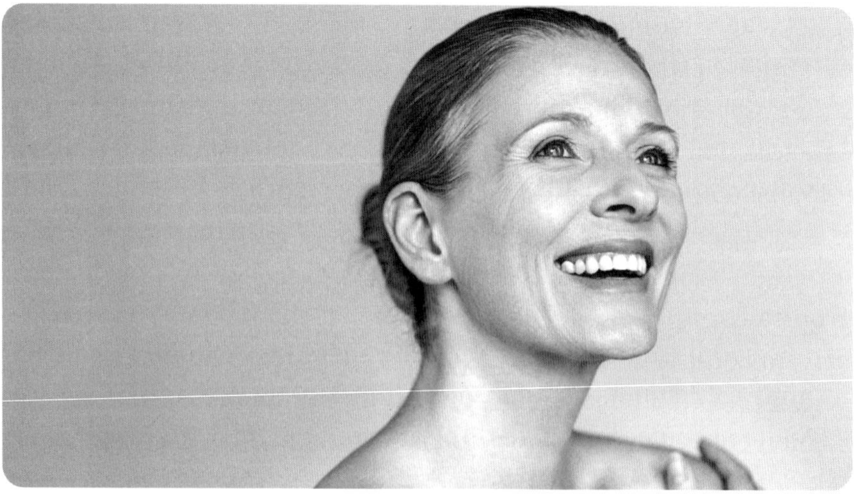

19

Dormir bem é vital para a beleza e a saúde

NESTE CAPÍTULO EU VOU FALAR sobre a importância do sono na sua vida, tanto para a saúde, quanto para a beleza. Em alguns círculos de pessoas que tiveram sucesso na vida, existe um mito, propagado há muitas gerações, que para atingir o sucesso é preciso dormir pouco e que todas as pessoas bem-sucedidas dormem pouco. Isso é uma mentira e podemos colocar isso na categoria de mito!

Poucas áreas da saúde são tão exatas quanto o sono. Veja essa regra: se você dormir menos do que sete horas por noite, você vai engordar e envelhecer mais rápido. Se você dormir mais do que oito horas e meia por noite, acontece a mesma coisa, você vai engordar e envelhecer mais rápido. É uma regra básica e que contém uma dica importantíssima para a sua saúde e a sua beleza. É claro que estou falando sobre hábitos constantes e não sobre uma ou outra noite mal dormida ou na qual você tenha dormido demais.

O que acontece durante o sono e por que ele é tão importante? Existem fases do sono chamadas R.E.M. (*Rapid Eye Movement* – movimento rápido do olho), e as mais restauradoras são as fases R.E.M. 3 e R.E.M. 4. Você precisa dormir várias horas consecutivas para chegar nessas fases do sono, tão necessárias para a saúde e a beleza.

Devido à necessidade de se chegar às fases R.E.M. 3 e R.E.M. 4 – o que requer dormir por muitas horas consecutivas –, pessoas que têm determinadas profissões, como os médicos, por exemplo, que fazem plantões, são as que mais sofrem. Isso porque, apesar de dormirem muitas horas em um período de 24 horas, os plantões obrigam médicos e enfermeiros a dormirem vários períodos curtos de 20 ou 30 minutos, o que faz com que eles não passem das fases R.E.M. 1 ou, no máximo, R.E.M. 2. Com isso esses profissionais não só comprometem a sua beleza, com a aceleração do processo de envelhecimento, como também a sua saúde como um todo, inclusive tendo um aumento de peso como consequência.

Eu vou dar uma dica simples para você saber até onde está indo no seu sono, todas as noites: se você lembrar de um sonho, significa

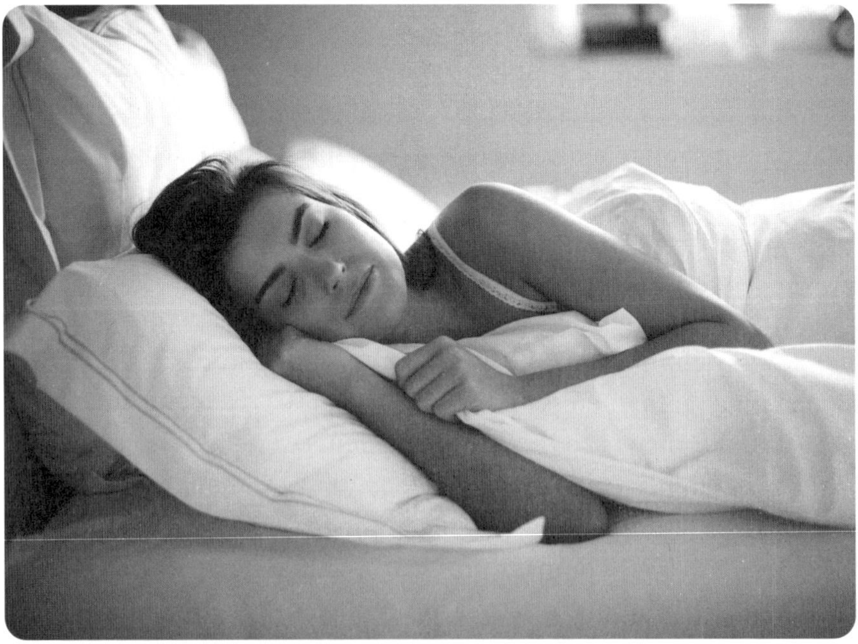

que está sendo interrompido na fase R.E.M. 2, ou seja, se você lembra dos seus sonhos significa que não está dormindo bem. Então, você deve focar na necessidade de dormir mais horas seguidas e nunca dormir "picado". Lembre-se: você precisa dormir de sete a oito horas e meia por dia e essas horas precisam ser seguidas.

Quando eu tenho questões na minha vida, inclusive médicas, muitas vezes eu recorro à Bíblia e não tenho vergonha disso! Eu sou formado na Universidade de Harvard, mas nada supera nosso Deus! O que é que as escrituras da Bíblia e de outros livros sagrados de outras religiões falam a respeito disso? "Durma cedo e acorde cedo"! Mais uma vez, Deus está certo!

O nosso corpo funciona com base em ritmos, chamados "ritmos circadianos", que são as mudanças regulares do estado mental e do estado físico que ocorrem num período de 24 horas, ou seja, o relógio interno da pessoa. Esses ritmos estão ligados aos níveis dos nossos hormônios nas diferentes horas do dia e nós fomos "projetados" para ir para a cama cedo e acordar cedo, acompanhando a natureza com a luz do nascer e do pôr do sol. Essa é a forma de ficarmos bem e de conseguirmos o melhor desempenho em todas as áreas da nossa vida.

Veja só esta dica simples: para você que está estudando e trabalhando, com uma vida difícil e corrida, em que só restam quatro horas para dormir, é muito melhor deitar-se às 21:00 e acordar à 1:00, e estudar durante a madrugada. Isso é muito melhor do que estudar até às 2:00 da manhã para fazer uma prova às 7:00 h.

Resumindo: dormir de sete a oito horas e meia é totalmente crucial, mas o horário que você vai para a cama é igualmente importante.

Agora eu vou falar um pouco sobre a fisiologia do sono. Talvez você não tenha tanto interesse nesse assunto, mas é realmente importante.

Os neurônios são células que podem ser pequenas, microscópicas, mas também podem ser grandes, com um tamanho do cérebro até os pés! Um neurônio pode ter 1,5 m de comprimento ou mais.

Quando você compara um neurônio de uma pessoa descansada com um neurônio de uma pessoa cansada, você nota no "neurônio cansado", umas bolinhas pretas chamadas corpúsculos de Nissl. Agora vem a informação mais impressionante. Se você olhar microscopicamente para os neurônios de uma pessoa totalmente alcoolizada, "caindo de bêbada" e comparar com os neurônios de uma pessoa exausta, verá que o estado desses neurônios será o mesmo. Ou seja, os corpúsculos de Nissl estão presentes tanto nos neurônios de pessoas extremamente alcoolizadas, quanto nos neurônios de pessoas exaustas.

A falta de um sono de qualidade, ou seja, dormir pouco e mal, acelera o envelhecimento porque altera a química do corpo inteiro. As células do corpo, por exemplo, as células do rosto, microscopicamente falando, ficam "murchas", acinzentadas e com metabolismo mais lento, simplesmente porque você não dorme como deveria.

O sono também tem uma grande influência no seu peso e na sua capacidade de emagrecimento. Quando você dorme menos do que sete horas por noite, regularmente, você engorda, e quando dorme mais do que oito horas e meia, você também engorda. Isso ocorre porque o sono é o período em que o seu corpo "organiza" as toxinas para serem eliminadas e é quando todo o seu organismo tem a oportunidade de ficar em uma condição de equilíbrio mais saudável. É o momento de restauração das células. Nós fomos desenhados para uma vida saudável, com base em um sono saudável.

No mundo moderno, existem alguns problemas que são verdadeiras epidemias, como as dores de cabeça e a insônia. Aqui eu vou dar algumas dicas muito importantes para ajudar você nessas áreas. Todas as pessoas que acompanham o meu trabalho sabem que eu sigo e ensino sempre o que há de mais moderno na ciência, mas também não deixo de aproveitar o que há de melhor na medicina oriental e em outras técnicas medicinais antigas. Pense bem: seria possível que a medicina oriental, que existe há 5.000 anos, estivesse totalmente errada em tudo? Não é verdade que a medicina moderna, muitas vezes, se contradiz depois de alguns anos, de novas pesquisas e de novos estudos? Além disso, eu sempre levo em consideração o que dizem as Escrituras Sagradas. Na Bíblia, o profeta Ezequiel fala em uma passagem sobre o uso de folhas como remédio. Resumidamente, a medicina atual precisa andar de mãos dadas com a medicina milenar.

Agora eu vou dar algumas dicas naturais de como você pode dormir melhor:

- Suco de cenoura – a cenoura proporciona um aumento de serotonina, uma substância que deixa você mais alegre e tranquilo, e ajuda a dormir mais rápido e de maneira tranquila.
- Leite – no leite orgânico encontramos uma substância que é como um narcótico natural, com efeito similar ao da morfina. Sendo uma substância natural, esse elemento ajuda a dormir e não vicia, como muitos remédios para dormir. Lembre-se de uma coisa muito importante relacionada ao leite: ele sai quente da vaca e é esse leite que é fornecido aos filhotes e que, além de alimentá-los, faz com que durmam mais tranquilos. Isso também acontece quando você toma um copo de leite quente ou morno, antes de deitar.

Agora vou dar uma pequena lista de ervas que ajudam muito no processo do sono. Lembre-se desta regra simples: se foi feito por Deus, o risco geralmente é zero! Entretanto, o ideal é sempre consultar seu médico antes de consumir qualquer erva ou medicamento.

- Gaba
- Raíz de Valeriana
- Mucuna Muriens
- Mucuna puriens
- Camomila
- L tyrosine
- Casca da árvore americana White Willow
- Melatonina

Essa é uma relação de ervas naturais encontradas geralmente em forma de extrato e que ajudam adormir mais rápido e melhor. Como eu levo uma vida muito estressante, nas noites em que eu tenho mais problemas para dormir, eu tomo várias dessas ervas juntas. O efeito é ótimo! Mas apenas uma delas já pode ser o suficiente para que você passe a dormir bem.

Uma das grandes vantagens do uso de ervas que ajudam a dormir melhor é que, no dia seguinte, você acorda muito bem e animado, ao contrário do que acontece quando você toma um remédio sintético, um narcótico para fazer dormir. Nesse caso, normalmente as pessoas acordam como se estivessem envoltas em uma "névoa", ou seja, sentindo-se meio dopadas.

Gostaria de ressaltar que pessoas acima do peso costumam ter maior dificuldade para dormir e dormem mal, muitas vezes por causa do ronco, que é muito comum em pessoas com sobrepeso. Além disso, existem muitas pessoas que, por diversos motivos, sofrem de distúrbios do sono, como a apneia. Nesses casos, somente um acompanhamento médico especializado, como o realizado em institutos do sono, podem realmente ajudar. Em casos mais severos, os problemas do sono só podem ser resolvidos com auxílio de máquinas ou suprimento de oxigênio, que mantêm a respiração durante a noite.

De qualquer forma, o importante é conseguir ter boas noites de sono regularmente, pois o sono é vital para a manutenção da saúde, da beleza e da juventude.

20

Como acabar com as manchas na pele

EXISTEM VÁRIOS TIPOS DE MANCHAS que podemos ter na pele. Eu noto, por exemplo, que nas minhas mãos, a cada ano que passa, surgem mais "pintinhas" na pele. Essas são manchas de envelhecimento. Aliás, essas manchas de envelhecimento que aparecem nas mãos são um grande indicativo da idade. Mãos com muitas manchas de envelhecimento denunciam a nossa idade para todos!

Existem dois tipos principais de manchas na pele, as chamadas máculas e as pápulas. A mácula é uma mancha que não fica "levantada", é apenas uma marca escura na pele, sem relevo. Você não consegue senti-la, apenas passando o dedo por cima. Já a pápula é uma mancha que tem um pouco de relevo, ou seja, se você passar o dedo em cima de uma pápula, você consegue senti-la. Essa é a divisão básica das manchas na dermatologia. A grande maioria dessas manchas é causada pelo sol.

Eu vou falar primeiro sobre as manchas que apresentam perigo. Manchas com relevo de mais de 6 mm, que têm mais de uma cor e com um formato irregular (sem serem circulares, como as manchas comuns), são manchas que podemos suspeitar que ofereçam perigo. Se você tiver manchas que preencham essa descrição, marque uma consulta e mostre ao seu dermatologista para que ele possa avaliar corretamente. O risco maior desse tipo de mancha é de ser um melanoma, que é um dos mais agressivos tipos de câncer que existe.

Há manchas que apresentam um perigo menor do que um melanoma. Isso porque existe um outro tipo de câncer de ação muito lenta, chamado carcinoma de células escamosas, que leva muitos anos para matar, enquanto o melanoma mata em pouquíssimo tempo. Existem outros carcinomas que também não apresentam perigo

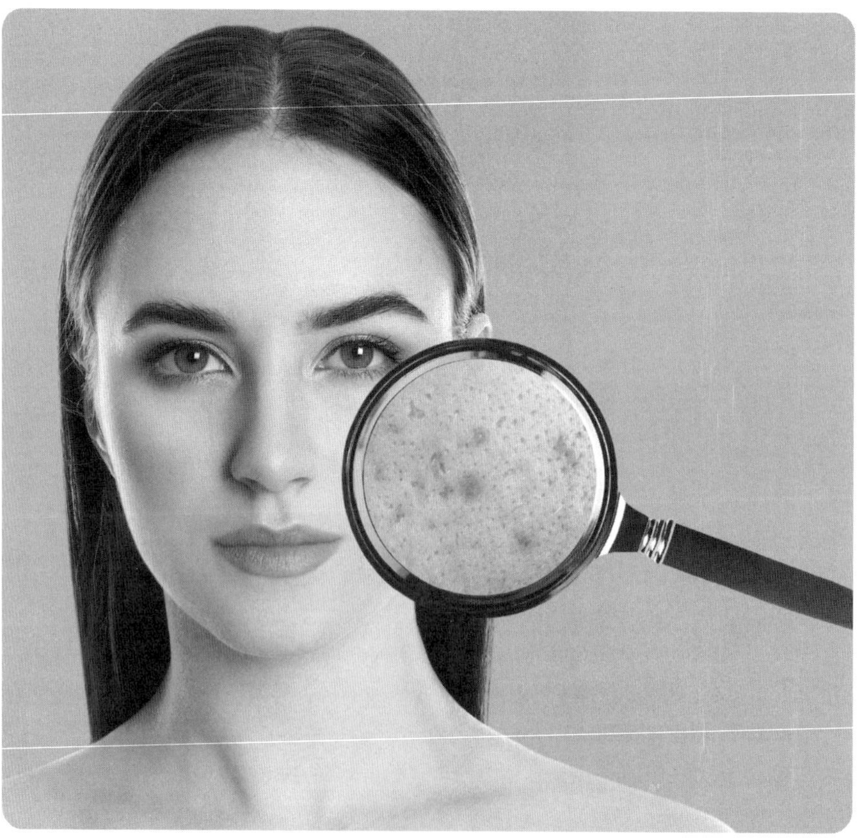

em curto prazo, mas se você tiver manchas "suspeitas", deve mostrar ao seu dermatologista o mais rápido possível.

Agora eu vou tratar de todos os outros tipos de manchas que existem e que não oferecem perigo, mas se tornam um problema estético. Existem várias manchinhas que são causadas por infecções. A causa pode ser um fungo que você pega do seu animal de estimação ou um vírus, como o herpes. Existem também as manchas de traumas, ou seja, os hematomas que aparecem quando você dá uma "batida" em algum lugar ou se machuca praticando algum esporte. Esses hematomas podem deixar manchas que duram até alguns anos, mas eventualmente somem. Existem ainda as manchas congênitas, conhecidas como "manchas de nascença". Mesmo essas você deve mostrar ao seu médico, porque algumas podem estar associadas a problemas vasculares. E aquelas manchas escuras de nascença, que podem estar nas costas, nas pernas ou em outros lugares do corpo, geralmente são manchas benignas, mas existe uma chance de 10% de se tornarem malignas no decorrer da vida. Preste atenção a essas manchas, tanto em você quanto nos seus filhos pequenos. É aconselhável que esse tipo de mancha seja removido em algum momento da vida. Planeje-se para fazer isso.

Mas agora vou falar mais detalhadamente sobre as manchas de envelhecimento, que são apenas um problema estético que queremos muito resolver. Como eu já mencionei anteriormente, elas são causadas pelo sol. Você vai perceber que elas aparecem nas áreas do corpo mais expostas ao sol, como mãos e braços. Mas se você é uma pessoa que toma sol com muita frequência, certamente essas manchas estão espalhadas por todo o seu corpo.

Também não fica bonito, esteticamente falando, ter várias cores no rosto. É relativamente comum mulheres que, após o parto, desenvolvam grandes manchas no rosto, muitas vezes no formato de uma grande borboleta, que acaba tomando grande parte do rosto. Todas essas manchas podem ser tratadas, e de maneira muito simples. É claro que o melhor é prevenir, usando filtro solar e evitando a exposição ao sol entre 10:00 h e 14:00 h.

Tratamentos para manchas na pele

Hoje em dia nós clareamos o rosto, porque um rosto bonito precisa ter a mesma cor desde a testa, até o pescoço. Para isso podemos usar tratamentos com lasers ou com cremes e talvez o creme mais importante para isso seja o hidroquinona 4%, que você pode aplicar na área que está escurecendo, ficando com uma cor diferente do restante da sua pele. Esse creme deve ser usado todas as noites, por até quatro meses, mas, não se esqueça, consulte antes o seu dermatologista.

21

Mãos envelhecidas denunciam a sua idade

NÓS DESTRUÍMOS AS NOSSAS MÃOS, lentamente, todos os dias, devido ao uso de sabonete, detergente, produtos de limpeza, exposição ao sol e muitos outros fatores. Se você comparar a pele da sua mão com a pele do seu braço, do pulso para cima, verá que a pele da mão é mais envelhecida e tem mais manchas. Isso porque a mão é mais exposta ao contato com produtos e substâncias, pois lavamos as mãos muito mais vezes do que tomamos banho e também há o uso de álcool para desinfetar as mãos, além da exposição ao sol, que é sempre maior nas mãos, porque em boa parte do tempo, usamos roupas que cobrem o restante do corpo. Por todos esses motivos, as mãos são mais atingidas – além de ter mais manchas e a pele mais envelhecida do que o restante do corpo, com o passar do tempo, elas ficam com os ossos e as veias cada vez mais aparentes. É como se elas "murchassem" com a passagem do tempo. Damos o nome de "mãos cadavéricas" às mãos que ficam com essa aparência.

Hoje em dia os homens e as mulheres podem se cuidar muito mais do que antigamente, da cabeça aos pés, com exercícios físicos, boa alimentação, sono adequado e, com isso, o corpo e o rosto conservam a juventude, mas as mãos, muitas vezes, "denunciam" ao mundo a idade real da pessoa, ou seja, é a primeira parte do corpo que envelhece. E por que as mãos envelhecem tão mais rápido do que o resto do corpo? Compare com a pele das suas costas, da barriga e mesmo a pele do seu rosto. Todas são mais grossas do que a pele das mãos. Apenas a pele ao redor dos olhos é mais fina. Todas as outras peles do corpo são mais grossas do que a pele das mãos.

Como a pele das mãos é muito fina, não há como esconder o fato de que a gordura por baixo da pele vai atrofiando com a passagem do tempo.

Agora eu vou ensinar a você como cuidar da saúde e da beleza das suas mãos. Para isso, vou começar falando de cremes. As únicas coisas que realmente funcionam para a pele é a vitamina E (líquida ou em creme), creme Shea e retinol (vitamina A).

O creme Shea é feito a partir das folhas de uma planta africana chamada Shea. Uma das suas propriedades é fazer com que a pele se torne mais grossa, assim como o retinol e a vitamina E. O retinol já foi mais do que comprovadamente testado e a sua capacidade de aumentar a espessura da pele é muito boa.

Contudo, mesmo com o uso do retinol, da vitamina E e do creme Shea, a pele das mãos pode não melhorar da maneira como você gostaria. Nesses casos, procuramos fazer alguns procedimentos pouco invasivos, mas que dão resultados ótimos. A melhor solução para reduzir a aparência "cadavérica" das mãos é injetar ácido hialurônico no espaço entre os dedos, mais especificamente, nos espaços metacarpais. Normalmente são injetados de 1ml a 3 ml de ácido hialurônico nessas áreas. O ácido hialurônico é uma substância natural e já existe no nosso corpo. O procedimento é simples e acessível. Esse preenchimento devolve às mãos a aparência jovem instantaneamente.

Outro tratamento para recuperar a juventude das mãos é feito com terapia a laser. Hoje em dia, a tecnologia mais eficiente provavelmente seja a do laser de CO2 fraccionado, que é muito melhor do que as outras tecnologias utilizadas até pouco tempo, e que provocavam queimaduras nas mãos, deixando o paciente exposto a uma possível infecção por vírus ou bactéria. O tratamento com laser é uma opção muito boa e tem a vantagem adicional de eliminar as manchas de envelhecimento que afetam a aparência das mãos.

Se não forem tratadas com laser, as manchas de envelhecimento podem ser tratadas com creme de hidroquinona. Ou seja, se você tratar o envelhecimento das mãos com preenchimento utilizando ácido hialurônico, continuará com as manchas de envelhecimento, que poderão ser tratadas com hidroquinona. Agora, se a opção para tratar as mãos envelhecidas for o laser de CO2 fraccionado, você fará o rejuvenescimento das mãos de maneira completa e não precisará utilizar a hidroquinona, pois o laser já vai remover as manchas.

Agora vamos falar da última alternativa para reverter o envelhecimento das mãos, que é a cirurgia. A cirurgia que costumamos fazer nesses casos é pouco invasiva. Primeiro fazemos uma lipo em algum lugar do corpo. Em seguida, separamos da gordura as células-tronco. Depois disso, injetamos as células-tronco nas mãos do paciente, através de um furinho no pulso. São injetadas em cada mão entre 5 ml e 10 ml de células-tronco, entre os ossos metacarpais, preenchendo esse espaço que fica "murcho" com o passar dos anos e deixando as mãos novamente com aparência jovem. Além disso, o uso de células-tronco traz um enorme benefício extra ao criar o chamado "fator do crescimento".

Um bom creme para a pele geralmente traz descrito, entre seus componentes, "stem cells" (células-tronco), pode verificar na embalagem. Na verdade, esses cremes não contêm células-tronco na composição, mas sim o fator de crescimento encontrado nas células-tronco. Esse fator de crescimento contido nesses cremes desaparece em pouco tempo e você precisa reaplicar o creme. Quando eu injeto as células-

-tronco em um paciente, ele não só recebe o fator de crescimento, mas as próprias células-tronco que continuarão fabricando o fator de crescimento nas suas mãos. Além de melhorar a recuperação, isso faz com que a área exposta a esse fator de crescimento fique muito mais jovem.

Por último, vou dar algumas dicas caseiras para deixar as mãos com aparência mais rejuvenescida. A melhor hora para aplicar cremes nas regiões que devem ser rejuvenescidas é quando a pele estiver um pouco úmida, ou seja, depois do banho ou depois de lavar as mãos. Parafina também é uma boa opção para proteger as mãos contra o envelhecimento, mas deixe que uma esteticista faça a aplicação correta.

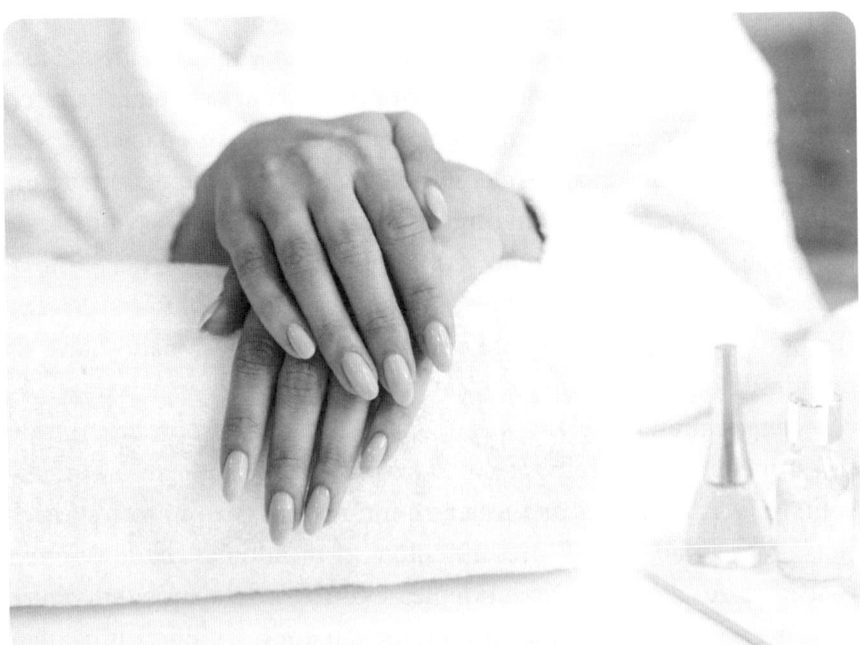

22

Tenha um bumbum lindo

A SENSUALIDADE HUMANA NÃO É estática. Padrões de beleza e sensualidade mudam de tempos em tempos e o que era bonito em uma época, passa a ser feio em outra. Já houve época em que as mulheres ocidentais eram consideradas bonitas somente se estivessem acima do peso. Mulheres com muitas curvas e seios volumosos eram consideradas como padrão de beleza da moda. Aliás, seios grandes eram moda até poucos anos, mas hoje o que realmente está na moda é ter um bumbum bonito, bem definido e até mesmo grande para os padrões de alguns anos atrás.

Atualmente, o foco da beleza feminina é o bumbum! E a genética brasileira beneficia muito essa parte do corpo. Já houve época em que as brasileiras queriam ter o corpo das estrangeiras, especialmente o das americanas, que eram magras, "sem bumbum" e com peitos enormes (muitas vezes graças às cirurgias plásticas!). Hoje em dia acontece o inverso: as americanas querem ter o corpo mais parecido com o das brasileiras!

Vamos a algumas regras simples sobre como ter um bumbum bonito e atraente. Um bumbum bonito tem o formato de um coração invertido, e quando visto de perfil, precisa ultrapassar a linha da escápula, com a área central mais protuberante.

Esse interesse pela beleza do bumbum é relacionado com instintos reprodutivos ancestrais que todos nós temos. A sociologia da atração resume-se em uma pessoa transmitir a outra, por meio da beleza e sensualidade, que está pronta para a reprodução, e isso, repito, é um instinto natural do ser humano e que nem sempre nos damos conta.

A beleza e a atração estão relacionadas aos "decotes". Veja por exemplo o decote dos seios. Ele revela a possibilidade de fornecer uma boa nutrição e "denuncia" para as outras pessoas que a mulher é saudável e está pronta para a reprodução. Um bumbum lindo tem um decote lindo e esse decote também anuncia para os homens que a mulher é saudável e está pronta para a reprodução.

Atualmente, as cirurgias para embelezar o bumbum são as mais procuradas pelas mulheres e o que nós, cirurgiões plásticos, normalmente fazemos, é aumentar o tamanho do bumbum, criando um

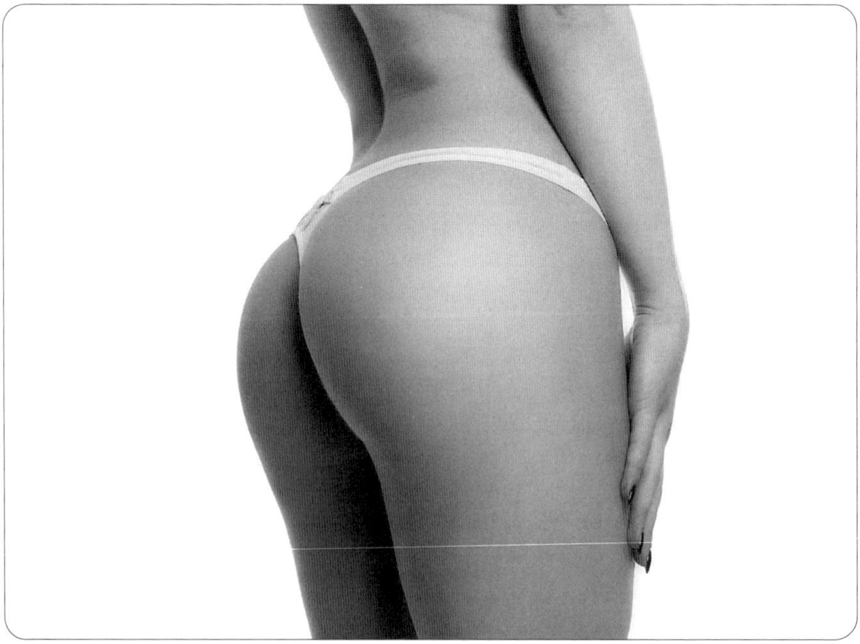

decote mais atraente. Esse é o sonho de um número incontável de mulheres: poder fazer uma cirurgia para aumentar e deixar o bumbum mais bonito. E para comprovar o que eu digo sobre o fato de que o bumbum das brasileiras é uma referência para mulheres de todo o mundo, uma das cirurgias mais feitas nos bumbuns, nos Estados Unidos, é conhecida como *brazilian butt lift* ("levantamento de bumbum brasileiro", em tradução livre).

Agora vou tratar dos exercícios que podem deixar o bumbum mais bonito. Em primeiro lugar, os músculos do bumbum, os glúteos, são músculos que trabalham muito, pois eles são exigidos praticamente a todo momento, quando andamos, abaixamos, subimos escadas etc. Como esses músculos sofrem estresse o tempo todo, fazê-los aumentar com musculação é difícil, pois requer exercícios com muito peso. Entretanto, apesar da dificuldade, quando exercitados com muito peso, eles podem crescer bastante. Além do exercício com muito peso, é necessário fornecer aos músculos do bumbum, uma boa quantidade de proteínas, para que eles possam ter os elementos necessários para crescer. A melhor forma de fornecer a quantidade necessária é ingerindo muitos copos de shake de proteína whey.

O processo para aumentar o tamanho dos músculos do bumbum acontece por meio de microlesões feitas durante o exercício físico mais forte. Cada uma dessas microlesões se torna uma microcicatriz, que tem um volume maior do que o da mesma área de músculo sem lesão. Ou seja, à medida que você vai lesionando o músculo e ele vai se curando, as cicatrizes deixadas fazem com que ele aumente de volume. É um processo lento, mas eficiente. Para quem vai levar a sério esses exercícios, é necessário fazer de três a quatro séries com nove repetições de cada exercício e pelo menos três exercícios diferentes que estimulem os músculos do bumbum.

Mas a melhor e mais eficiente forma de aumentar o bumbum é com o uso de células-tronco. E como isso funciona? Primeiro é feita uma lipoaspiração, removendo uma gordura localizada, que pode ser das pernas, barriga ou das costas. Essa gordura é colocada em uma centrífuga, e nesse aparelho separamos a gordura das células-tronco. Em seguida, as células-tronco são injetadas no bumbum com uma seringa especial. São injetadas entre 500 ml e 800 ml de células-tronco em cada lado do bumbum, diretamente no músculo. Após serem injetadas no músculo, essas células-tronco se transformam em músculos, aumentando o volume do bumbum. O volume de células-tronco injetado varia de acordo com a necessidade e também do gosto pessoal da paciente. Além de não deixar cicatrizes, outro aspecto positivo dessa técnica é que ela reduz muito a celulite.

Nós, cirurgiões plásticos, sempre indicamos a quantidade que ficará mais adequada do ponto de vista estético. O tamanho do bumbum deve ser proporcional e exageros devem ser evitados. Um bumbum lindo deve estar relacionado com o tamanho dos seios, sendo um pouco maior.

23

Varizes: como prevenir e tratar

NESTE CAPÍTULO EU VOU EXPLICAR quais são as causas das varizes, os tratamentos médicos mais eficientes, bem como os tratamentos caseiros. Além disso, vou explicar os riscos que as varizes podem trazer para a sua saúde, pois, além de ser um problema estético, as varizes podem se tornar um problema perigoso para o organismo.

Um dos principais fatores que propiciam o surgimento de varizes, e o agravamento de um quadro já existente, é a idade. Para entender melhor esse fator, primeiro vou explicar o que são as varizes e como elas surgem.

O coração bombeia o sangue para todo o corpo, inclusive para as pernas, indo até a ponta dos dedos dos pés e percorrendo esse trajeto pelas artérias do corpo. Após chegar nesse extremo do corpo, o sangue retorna ao coração passando pelas veias. Para fazer o sangue subir de volta, na direção do coração, as veias têm válvulas que não permitem que o sangue volte para baixo. Essas válvulas só abrem em uma direção e, com isso, permitem que o sangue suba, mas impedem que ele desça. Com a passagem dos anos, essas válvulas acabam ficando enfraquecidas e, com isso, parte do sangue acaba ficando acumulado nas pernas, causando ou piorando o quadro de varizes.

As mulheres têm maior incidência de varizes devido aos hormônios femininos, que causam um relaxamento das paredes das veias. A gravidez também é um fator que prejudica e estimula o surgimento de varizes. Isso porque, com o avanço da gravidez e o crescimento do bebê, o útero fica aumentado e exerce uma pressão importante na veia cava, uma veia enorme que fica no fundo do abdômen e devolve o sangue para o coração.

Outro fator de risco é a posição que você fica no seu trabalho. Pessoas que trabalham passando a maior parte do dia de pé têm maior probabilidade de desenvolver varizes e de piorar as já existentes. E isso também acontece com as que trabalham sentadas o dia inteiro.

Outros fatores que impactam nas varizes são a obesidade e o histórico familiar. Se a sua mãe ou avó tiveram varizes, significa que você tem mais chances de desenvolver esse problema.

Riscos das varizes

As varizes são um problema estético, pois realmente não são bonitas as pernas cheias de veias azuis aparentes, mas, além disso, elas podem causar dor. É mais comum que as pernas fiquem doloridas no final do dia, depois de a pessoa ter ficado muito tempo em pé ou sentada no decorrer do dia. Muitas vezes as varizes são responsáveis por câibras nos músculos das pernas.

Entretanto, as varizes incorrem em um risco muito mais sério. As veias dentro dos músculos podem dilatar, propiciando um maior acúmulo de sangue. Esse sangue acumulado pode coagular e causar um problema chamado tromboflebite ou apenas flebite. Essa condição traz o risco da formação de um coágulo e, consequentemente, uma trombose. Um coágulo pode se desprender e ir para o coração, colocando em risco a vida do paciente.

Resumindo, as varizes não são apenas um problema estético nem um simples problema que causa dor, mas também podem se tornar um problema médico importante.

Tratamentos médicos

Aquelas varizes bem pequenas, que aparecem no rosto ou no calcanhar, conhecidas como "aranhas", são facilmente tratadas por médicos ou até por profissionais de estética, com o uso de laser. O tratamento médico mais comum é injetar na veia um produto que faz com que a veia colapse e seque. Lembrando que esses tratamentos são muito eficientes para veias pequenas e médias. Para as maiores, usamos um cateter quente que consegue contrair as veias. Outra alternativa para varizes em veias maiores é fazer pequenas incisões e remover essas veias, que são superficiais. Não há problema em remover ou "secar" essas veias mais superficiais, porque as mais importantes são as veias mais internas do corpo.

Cuidados simples com as varizes

O principal cuidado que você pode ter para não desenvolver varizes ou mesmo evitar que as já existentes piorem é não ficar nem sentado nem em pé por muito tempo. Mude de posição constantemente, preferencialmente a cada meia hora. Se você tem um trabalho no qual fica sentado constantemente, levante-se por alguns minutos a cada meia hora. Se você trabalha de pé o dia todo, é preciso que você se sente e eleve as pernas, de preferência, a cada meia hora ou sempre que possível.

Cruzar as pernas constantemente também aumenta o risco de varizes. Qualquer coisa que bloqueie ou dificulte a circulação é um problema e cruzar as pernas dificulta a passagem de sangue pelas veias.

Sapatos de salto alto aumentam as varizes, enquanto os sapatos baixos, ao fazer com que os pés se movimentem mais, acabam ajudando a reduzir as varizes.

As meias de compressão ajudam muito para que não haja uma piora no quadro das varizes, especialmente as bem compridas, que chegam perto da virilha. Essas são as melhores.

A prática de exercícios físicos é extremamente importante para prevenir e melhorar o quadro de varizes. Isso porque eles ajudam a circulação como um todo e melhoram a capacidade do corpo de bombear o sangue de volta para o coração, evitando maiores acúmulos de sangue que podem formar varizes.

Por último, em casos de sobrepeso e obesidade, é preciso que haja um cuidado atento e um empenho no combate ao excesso de gordura corporal. A obesidade não está relacionada apenas a uma questão estética, como já mencionado, pois trata-se principalmente de um grande problema para a saúde, sendo responsável também pelo surgimento e pela piora das varizes.

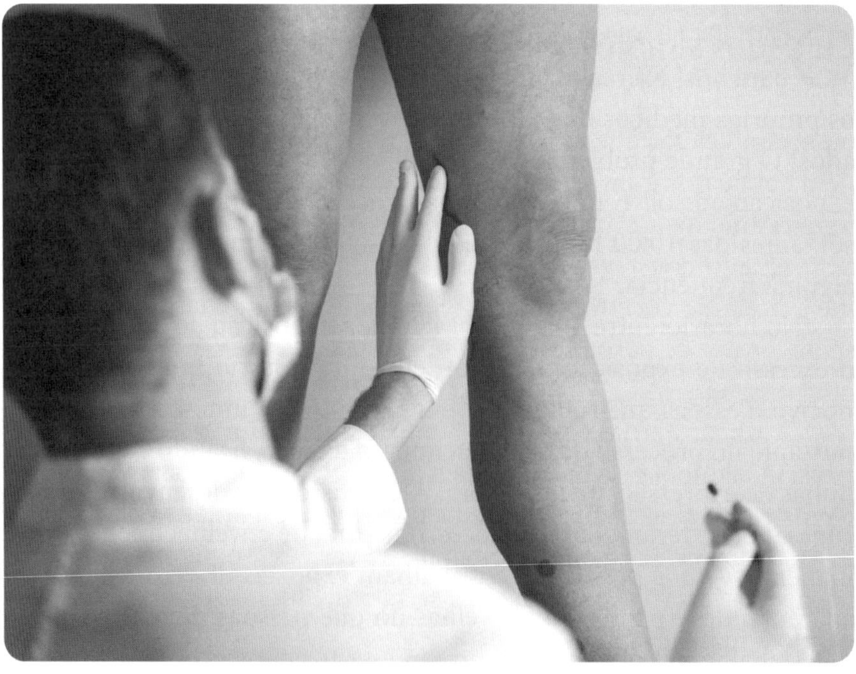

24

Você precisa tomar sol, mas não deve exagerar

O MUNDO É CHEIO DE mentiras e uma delas é que o sol é nocivo para nós! Na realidade, essa é uma "meia verdade". Muitas vezes, os próprios médicos que dizem para você não tomar sol são bronzeados! O grande problema não é o sol, que faz bem, mas o excesso de exposição ao sol! É importante que você se exponha 15 minutos ao sol, antes das 10:00 h ou depois das 14:00 h, sem filtro solar e com alguma frequência.

No horário entre 10:00 h e 14:00 h, a exposição ao sol faz mal, e o excesso de exposição, mesmo dentro do horário bom, também é nocivo. Pessoas que tomam sol em excesso têm uma aceleração importante no processo de envelhecimento da pele, ficando com rugas e linhas de expressão antes da hora. Além disso, elas desenvolvem mais rugas do que teriam com o processo natural de envelhecimento. Infelizmente, vemos pessoas que trabalham expostas diariamente ao sol aparentando ser muito mais velhas do que pessoas da mesma idade que trabalham, por exemplo, em um escritório.

Lembrando que é necessário tomar sol com alguma frequência, por apenas 15 minutos, mas somente no horário em que ele apresenta menos perigo à nossa pele.

Essa exposição moderada ao sol faz com que o nosso corpo produza a vitamina D, que é extremamente necessária para a saúde do nosso organismo. A falta de vitamina D, ou melhor, os níveis baixos de vitamina D no nosso corpo podem trazer problemas sérios, como impotência, falta de libido, desânimo, problemas cardíacos e circulatórios, diabete, ganho de peso e outros problemas que estão ligados à deficiência de vitamina D.

O excesso de exposição ao sol, além de envelhecer e aumentar as rugas, pode causar manchas na pele e câncer. Alguns tipos de câncer de pele estão entre os mais mortais de todos, matando o paciente em pouquíssimo tempo e sem muita chance de reverter o quadro.

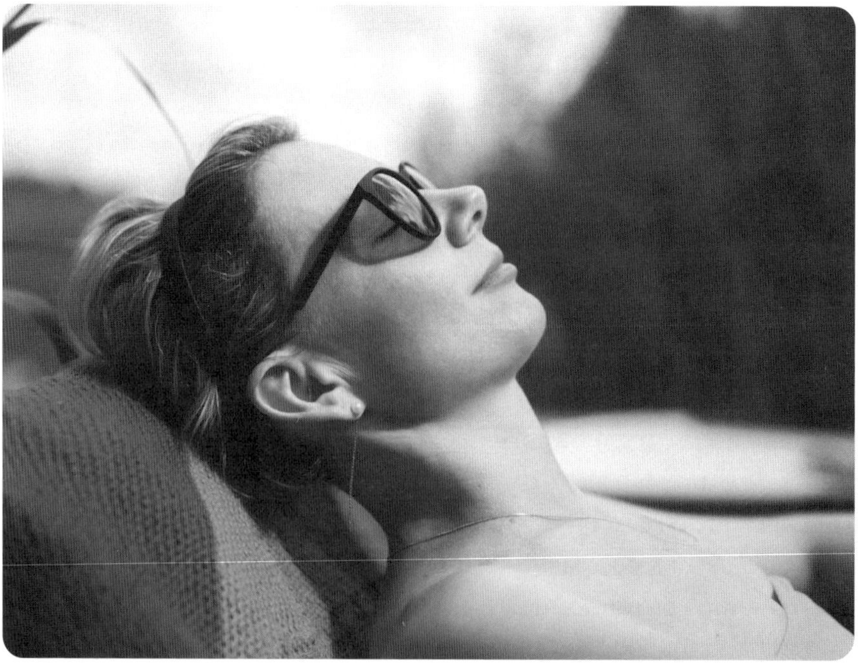

Os perigos dos protetores solares e quais são seguros

A maioria dos protetores solares, atualmente, apesar de proteger contra os efeitos nocivos do sol, causa outros problemas. Em sua composição, eles costumam utilizar uma substância que é um fitoestrogênio, ou seja, um hormônio feminino obtido de fonte vegetal.

Para os homens, especialmente para aqueles que usam o filtro solar desde meninos até a fase adulta, isso pode acarretar um problema de desenvolvimento no tamanho do pênis. Em alguns casos extremos, o pênis pode ficar reduzido a um tamanho mínimo.

Para as mulheres, o problema não é menos grave, porque o excesso de estrogênio no corpo pode causar câncer, especialmente o câncer de mama. Os protetores solares seguros para uso são os que têm como elemento básico o titânio ou o zinco.

Se você optar por não utilizar o filtro solar, a minha recomendação é de que use roupas específicas que protejam contra os raios solares, bem como chapéus e bonés. Os óculos escuros também devem fazer parte constante desse "arsenal" contra a exposição excessiva ao sol.

25

Cintas modeladoras fazem você perder medidas e gordura

ANTES DE FALAR ESPECIFICAMENTE SOBRE as cintas modeladoras, vou explicar como é possível que elas sejam tão eficientes, utilizando uma analogia. Quando alguém coloca um aparelho nos dentes, são usados elásticos para tracioná-los e movê-los de lugar, ou seja, veja quanta pressão um elástico é capaz de fazer, a ponto de mover os dentes. A pressão que ele parece ser muito pequena, mas é contínua, e move os seus dentes. Da mesma forma acontece com as cintas modeladoras. Elas funcionam mesmo!

Por muitos séculos, era comum as mulheres de alguns países da Ásia usarem faixas modeladoras, para reduzirem a cintura e a barriga. É possível modelar a cintura e até as costelas. Os ossos não são sólidos como aço, eles são mais líquidos do que você pensa. O termo que define minha profissão, "plástica", vem do grego *plastiko*, que significa "moldar ou modelar", uma ciência que tem como objetivo manipular e mover os tecidos do corpo.

Por isso, se você usar a sua cinta modeladora todas as noites, poderá modelar os ossos das costelas. Além disso, outro benefício das cintas é a redução da gordura. Isso porque "gordura não gosta de pressão". Gordura é uma "porcaria", um veneno e, sob o meu ponto de vista, é pior do que um melanoma! A gordura não tem uma boa circulação sanguínea, como outras partes do corpo e, por isso, quando você "aperta" a gordura, ela "morre".

Veja, por exemplo, a marca deixada pelas alças dos sutiãs nas mulheres. Aquelas marquinhas nos ombros não saem mais porque a gordura que ficava ali morreu! As marcas de calcinhas e cuecas também costumam ser permanentes, pelo mesmo motivo. Por essa razão, você deve usar faixas modeladoras diariamente. Isso serve para mulheres e para homens também. Aliás, existem ótimas cintas modeladoras desenhadas para o corpo masculino, tão eficientes quanto as que são usadas pelas mulheres, feitas para o corpo feminino.

Além do óbvio efeito estético que as cintas modeladoras proporcionam, no caso das mulheres, reduzindo a gordura e deixando a curvatura da cintura mais evidente, e no caso dos homens, reduzindo a gordura abdominal, propiciando uma aparência mais elegante, o bem para a saúde que a redução da gordura abdominal traz é enorme.

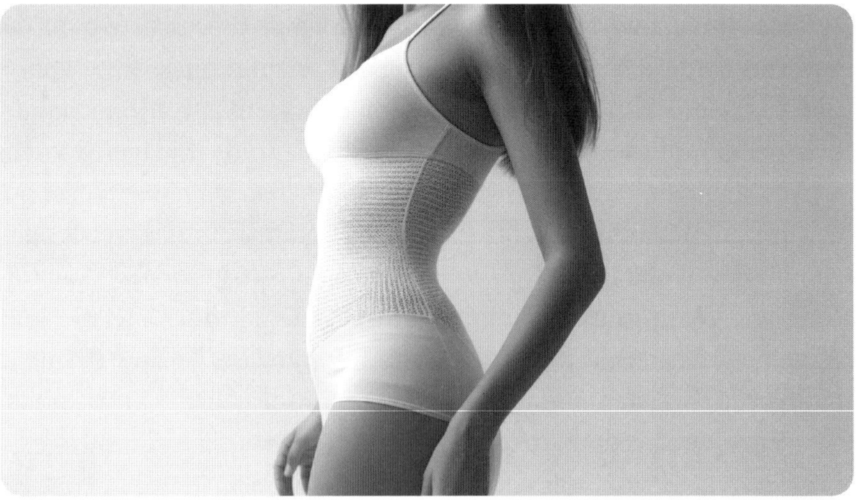

26

Tatuagens – beleza que pode causar problemas

TATUAGEM É UM ASSUNTO QUE, historicamente, já esteve na moda e saiu de moda diversas vezes. Houve época em que tatuagens eram associadas somente a presidiários e maus elementos. Já foi uma "marca registrada" de marinheiros em todo o mundo. Mas uma coisa é certa nos dias de hoje: se você quer conquistar um alto cargo em uma empresa, ser o CEO de uma companhia, a não ser que seja no setor de tecnologia, onde reina a informalidade, será complicado se você tiver o rosto cheio de tatuagens. Então, normalmente, chega um ponto na vida da maioria das pessoas que elas procuram remover as tatuagens, especialmente as mais visíveis.

Remover tatuagens é possível, mas a dificuldade varia de acordo com os pigmentos utilizados na pintura. Hoje em dia o método mais eficiente para a remoção de tatuagens é com o uso de laser dermatológico, próprio para esse fim. Se você tem uma tatuagem simples, feita com pigmento preto ou azul, os dermatologistas utilizam um laser específico, o laser rubi, cujas ondas de luz são as mais indicadas para apagar esse tipo de tatuagem, que se remove com facilidade. Em geral, depois de três sessões com o laser a tatuagem está praticamente removida.

Tatuagens mais complexas, em que são usados pigmentos de cores claras, como amarelo, verde e branco, e tintas fluorescentes, costumam ser mais difíceis de remover. Para isso, os dermatologistas utilizam outros tipos de laser. A remoção, apesar de mais difícil, não é impossível. O número de sessões de laser necessárias para a remoção total ou parcial desse tipo de tatuagem é maior, em geral, de cinco a sete sessões. Não é um procedimento barato, mas vale a pena fazer.

Entretanto, essas tatuagens com cores mais difíceis não são 100% removidas. Depois do procedimento finalizado, a tatuagem deixa o que chamamos de "fantasma", ou seja, as cores são removidas, mas a pele fica marcada com um "vulto" da imagem, que é bem mais discreto.

Hoje em dia existe um novo tipo de laser conhecido como "pico laser". É o que há de mais moderno e é capaz de remover praticamente todos os tipos de tatuagem, deixando pouca ou quase nenhuma marca.

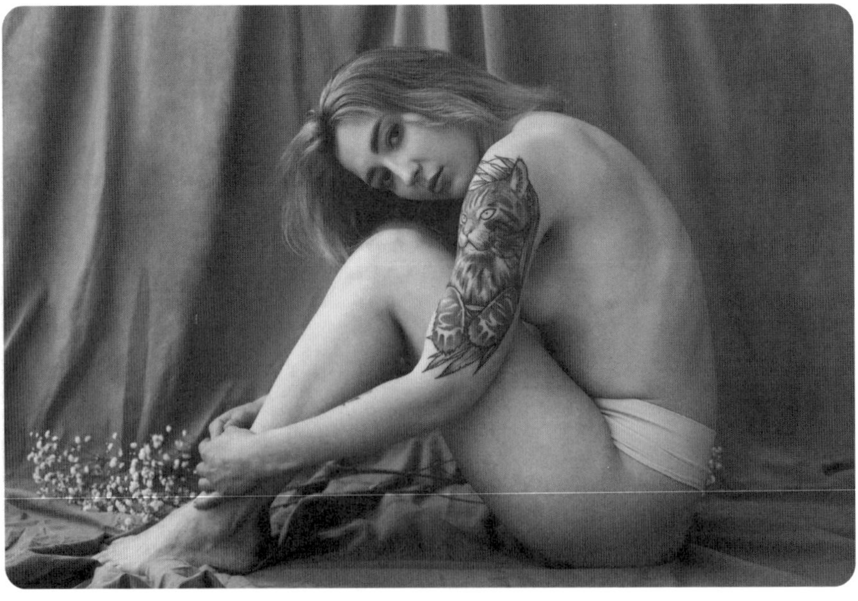

Se você gosta muito de tatuagens, a minha sugestão é que não exagere, pois se mudar de ideia ou precisar removê-las por algum motivo, vai ser difícil e caro. É melhor prevenir, porque, algum dia, provavelmente você vai querer remover suas tatuagens.

Perigos das tatuagens

Um perigo real para quem faz uma tatuagem é contrair alguma doença. Se você fizer a tatuagem com um tatuador sem escrúpulos, ele pode reutilizar agulhas e, ainda, não esterilizá-las adequadamente. Se a agulha for reutilizada e não for devidamente esterilizada, existe um risco real de contaminação por HIV, hepatite e outras doenças. Já a remoção das tatuagens não apresenta riscos significativos. Os principais riscos associados ao uso de laser dermatológico são queimaduras na pele ou marcas. Ele pode causar hiperpigmentação ou hipopigmentação, ou seja, pode deixar a pele mais escura ou mais clara do que deveria. Em casos raros, devido às queimaduras causadas pelo laser, o paciente pode ter uma infecção bacteriana ou viral, como herpes. Por esses motivos, como já mencionei anteriormente, o melhor é prevenir e não exagerar nas tatuagens pelo corpo!

27

Antigas dicas de beleza que funcionam

A GRANDE MAIORIA DAS PESSOAS parte do princípio de que tudo que é antigo, "velho", é ruim! Em muitos casos isso pode ser verdade, mas não deixa de ser uma arrogância achar que o conhecimento ou as descobertas feitas há muito tempo não servem para nada. Vou dar um exemplo simples: acupuntura é uma técnica cada vez mais difundida nos dias de hoje, mas foi criada na China há mais de cinco mil anos!

Esse princípio também vale para técnicas e tratamentos de beleza. Veja o exemplo das nossas avós, que usavam sutiã vinte e quatro horas por dia. Eu conheço mulheres que, aos 76 anos de idade, têm seios levantados, como uma garota de 21. As nossas avós e bisavós usavam cintas modeladoras. Dê uma olhada nas fotos dos anos 1940, na época da Segunda Guerra Mundial ou até antes. Você vai notar que todos eram magros e que as mulheres tinham curvas, com cintura definida.

Outra coisa bem diferente do que acontece nos dias de hoje é que as mulheres daquela época não enrugavam o rosto, ou seja, não ficavam forçando expressões faciais exageradas. Isso era ótimo, porque reduzia muito a velocidade do surgimento de rugas no rosto. Esse excesso de expressão facial que vemos atualmente, como caretas de raiva ou susto, entre outras demonstrações exageradas de sentimentos, era considerado um comportamento inadequado, não civilizado. As pessoas nos anos 1940 e 1950, por exemplo, seguiam regras de etiqueta mais rígidas. Para as mulheres, era considerado "feio" ficar enrugando a testa e, por isso, elas aprendiam a controlar melhor as expressões. Assista a um filme dessa época. Você vai notar que as atrizes e os atores quase não tinham rugas, e na época ainda não existia o botox. Uma alternativa para evitar rugas, muito comum naquela época, era colocar fita durex no rosto à noite, ou em casa, além de não "abusar das emoções". Naquela época, demonstrar um pouco de emoção era bom, demonstrar muita emoção era "feio".

Como essas "artes" de cuidados estéticos antigos foram deixadas para trás, houve consequências negativas para as gerações seguintes. Eu entendo o movimento feminista que fez com que as mulheres deixassem de usar sutiã sempre, mas isso teve um preço: atualmente há

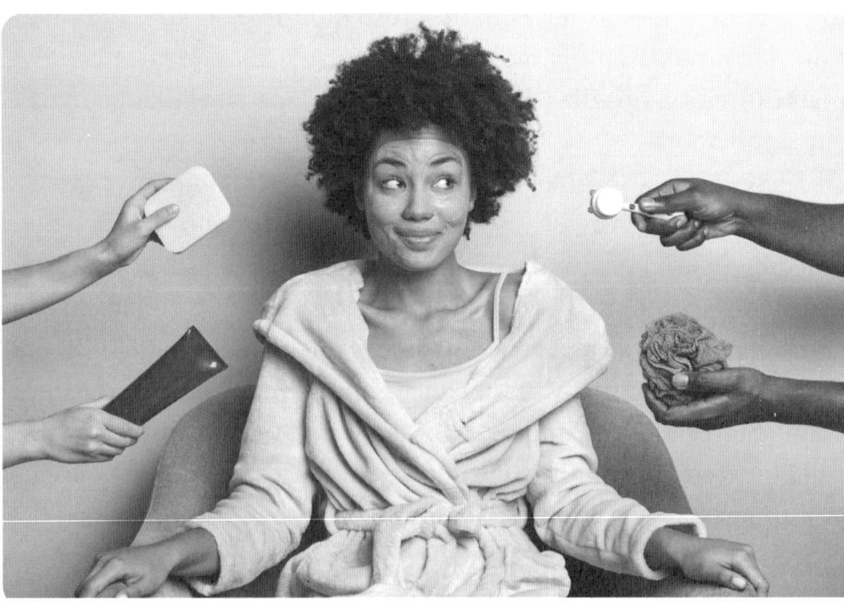

muito mais mulheres com seios "caídos" do que na época das nossas avós e bisavós. Hoje não se usa mais cintas modeladoras, como naquela época, nem há um controle das expressões faciais; mas isso tudo tem suas consequências, como seios caídos, rugas faciais e barrigas protuberantes.

Por essas razões, é necessário se cuidar de maneira apropriada, utilizando técnicas e procedimentos estéticos modernos, aliados aos hábitos, costumes e práticas estéticas antigas. Essa combinação mantém a beleza e a juventude por muito mais tempo.

28

Definição de beleza – o que faz uma pessoa ser mais bonita do que outra

UMA PERGUNTA QUE EU ESCUTO sempre é: "qual é a definição da beleza?". Bom, existem dois tipos de definição, a definição universal e a definição regional. Como exemplo de beleza regional, existem aquelas mulheres que alongam o pescoço, na África, usando grandes argolas. Você provavelmente já deve ter visto em algum filme ou documentário. Ter o pescoço extremamente alongado é um caso bem específico de beleza cultural regional. Outro caso bem claro de beleza regional acontece com indígenas no continente americano, que alargam os lábios utilizando peças de madeira. Mas o que realmente é importante é a chamada beleza universal.

Tudo na medicina, especificamente na cirurgia plástica, é medido de alguma forma. Isso acontece da cabeça aos pés, pois o número de folículos de cabelo de uma pessoa é contabilizado, assim como acontece com um dedo do pé. Por exemplo, um terço das pessoas do mundo tem o segundo dedo do pé maior do que o dedão. Resumindo, tudo no corpo humano é matematicamente descrito na cirurgia plástica.

Mas a atração vem da perfeição matemática? Não! Você já deve ter conhecido homens lindos casados com mulheres não tão bonitas ou vice-versa, não é mesmo? E isso acontece não porque a pessoa tem "mau gosto", mas porque sentiu-se atraída por alguém que escolheu ser alegre e feliz. Alguém assim conquista qualquer um! Além disso, essas pessoas sabem como cultivar uma convivência tranquila e feliz e, ainda, manter aceso o "fogo" do relacionamento, de maneira saudável e feliz. Entretanto, existem sim padrões matemáticos que geram atração nas pessoas, devido aos nossos instintos mais primários.

Agora eu vou dar alguns exemplos de como funciona a "beleza matemática", mas depois eu vou abandonar esse conceito e vamos para um lado diferente. Vou pegar um pouco mais "forte" na atração do que na beleza.

Então vamos começar com a beleza matemática. Os olhos de uma mulher bonita devem estar separados pela mesma medida de um olho. Em outras palavras, é como se entre um olho e outro coubesse exatamente mais um olho da pessoa, ou seja, os olhos não podem ficar muito juntos nem muito separados. Outro aspecto dos olhos de uma mulher linda é que eles devem ter um ligeiro ângulo de inclinação, ficando a extremidade mais distante do nariz sempre um pouco mais elevada. Na cirurgia plástica, muitas vezes, costuramos essa extremidade do olho ligeiramente mais alta, para dar esse aspecto mais bonito.

Na pessoa "perfeita", encontramos a "regra de ouro" que é válida há vários séculos. Essa regra de proporção diz que o rosto deve ser simétrico, tendo três segmentos do mesmo tamanho: a distância do início da testa até onde começa o nariz deve ser igual ao terço que começa na parte superior do nariz, indo até a boca e o último segmento, da boca até a ponta do queixo. Outra regra de perfeição estética diz que as orelhas devem estar ligeiramente inclinadas para trás, no mesmo ângulo de inclinação do nariz, e a ponta superior da orelha deve estar na mesma altura da extremidade externa do olho.

Uma pessoa com a mandíbula mais quadrada é sempre mais fotogênica. Uma mulher linda tem a altura de 7,5 cabeças, ou seja, sua altura equivale a 7,5 vezes o tamanho da própria cabeça. Em todos os museus do mundo você encontrará esculturas de mulheres criadas com base nessa proporção. Já nas "deusas", aquelas mulheres "estonteantes", a medida é de 8,5 cabeças.

Os seios devem estar na altura da metade do braço e existe uma proporção de um triângulo isósceles, com os três lados de 21 cm, demarcando o lugar exato onde os seios devem estar no peito da mulher linda.

Existe uma proporção correta e bonita para o tamanho dos braços. A mão da pessoa, com o braço esticado, deve ter o primeiro osso do dedão encostando na linha abaixo do bumbum, chamada de "infraglúteo". O bumbum da mulher deve se projetar além da linha da escápula, quando a olhamos de perfil. Já no homem, deve estar na mesma linha.

Se você medir a cintura de uma mulher linda e dividir pela medida do quadril, o resultado deve ser 0,6. Todas as mulheres que ganharam o concurso de Miss Universo tinham 0,6 ou 0,7. A mulher muito bonita tem um espaço vazio entre as pernas, logo abaixo da

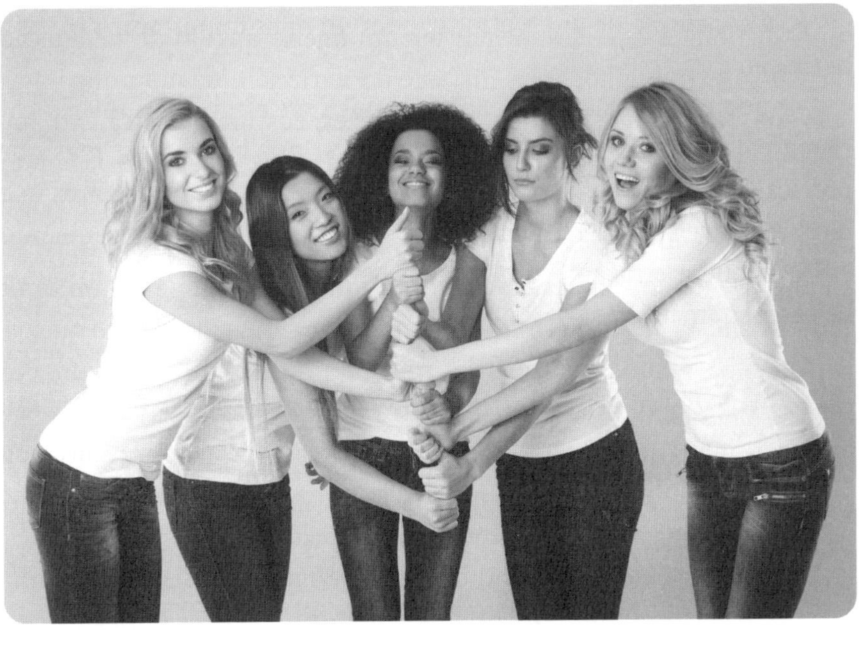

área íntima; quando ela fica em pé e junta os pés, as pernas nunca se encostam e elas vão ficando progressivamente mais finas, à medida que descem em direção aos pés.

Numericamente, o corpo humano já foi completamente medido e existem essas e muitas outras regras matemáticas ligadas à perfeição do corpo. E como foram criadas essas regras? São estudos científicos que levam diversos fatores em consideração e são validados pela comunidade científica internacional.

Agora vamos esquecer um pouco a ciência e a matemática e voltar ao que eu falei anteriormente, que nem sempre as pessoas escolhem ficar com os parceiros considerados "mais bonitos". Eu já fui juiz de vários concursos de beleza, como o Miss Brasil, Miss Universo, Miss Colômbia, Miss Venezuela, Miss Bolívia, Miss Honduras, Miss África do Sul, entre outros. Uma coisa que eu notei nesses concursos é que quase todas as moças que estavam competindo não me atraíam muito. Incrível, não é? Isso porque, apesar de serem matematicamente quase perfeitas, elas não tinham muito carisma ou aquela "pegada", como dizemos no Brasil. Ou seja, eram "sem graça"! E com isso, eu chego à conclusão de que a atração é muito mais importante do que a perfeição matemática.

O que é a atração? Atração é escolher ser alegre e cultivar o carisma e a "pegada" sensual que é tão forte nos brasileiros, mas que precisa ser cultivada. Carisma se cultiva e alegria é uma escolha, que também deve ser "exercitada". E você pode acreditar em mim quando eu digo que a atração é um ingrediente muito mais forte do que a beleza matemática!